Saggi

TORKIL FÆRØ

Segui il battito

La "Pulse Cure", il nuovo metodo rivoluzionario per bilanciare lo stress, migliorare la propria salute e vivere più a lungo

Traduzione di
Luca Bernardi

SOLFERINO

SOLFERINO

www.solferinolibri.it

Titolo originale:
Pulskuren - Stress riktig, sov bedre, yt mer og lev lenger

ISBN 978-88-282-1589-9
Prima edizione: ottobre 2024

Segui il battito

In futuro ognuno sarà medico di sé stesso.

ALBERT SCHWEITZER,

medico tedesco, teologo, organista,

musicologo e filosofo

Unisciti alla spedizione!

Immagina che ci sia uno strumento capace di misurare i tuoi livelli di stress e di mostrarti quanto stress è in grado di reggere il tuo corpo. Potrebbe dirti quando fermarti, rilassarti e ripristinare l'equilibrio tra stress e rilassamento e anche aiutarti a generare un surplus di energia a cui attingere ogni giorno. Potrebbe misurare la forza di volontà a tua disposizione e quanto ti sei ricaricato durante il sonno notturno. Potrebbe indicarti l'ora migliore in cui cenare e renderti più consapevole dell'impatto esercitato dall'alcol sulle tue capacità psicofisiche del giorno successivo. Potrebbe dirti esattamente quanto esercizio fisico dovresti fare *tu* e di quanto tempo hai bisogno poi per recuperare. Potrebbe consigliarti quando rientrare al lavoro dopo un periodo di malattia. Potrebbe fornirti gli strumenti necessari per riportare indietro il tuo orologio biologico. Infine, potrebbe rivelarti in maniera pressoché istantanea se il tuo corpo reca traccia di infiammazione patogenica e se rischi di contrarre malattie gravi. Si tratterebbe di uno strumento poco costoso e portatile, in grado di aiutarti a controllare meglio la tua salute e a condurre una vita più lunga e sana.

Questo strumento e le sue applicazioni, in realtà, non appartengono a una velleitaria fantasia futuristica, né a un'ipotesi troppo bella per essere vera. Questo strumento di monitoraggio esiste, e io ti insegnerò come utilizzarlo. Dato che oggi lo stress ha decisamente preso il sopravvento, abbiamo un gran bisogno di trovare una soluzione. Molte persone si ammalano a causa della cattiva alimentazione, del troppo stress, della carenza di sonno e sono sprovviste dei mezzi per raggiungere una condizione di calma interiore e di pace. Altri si ammalano per la ragione opposta. Anche quando sono perfettamente riposati, affrontano troppo poche sfide e, preferendo semplicemente rilassarsi, si adagiano in una passività che sfocia poi in un deterioramento fisico e mentale.

Il giusto equilibrio dello stress accresce, a ogni istante, la nostra forza di volontà e la nostra produttività. Migliora anche la qualità complessiva della nostra esistenza. Ci rende più sani, più resistenti contro le malattie e più longevi.

Vorrei invitarti a imbarcarti in questa entusiasmante spedizione. Insieme, ci addentreremo nell'antico sistema nervoso autoregolante dell'umanità e impareremo a domarlo con l'aiuto della tecnologia. Io ho già compiuto questo viaggio e perciò vorrei farti da guida lungo il tragitto.

Anita (58)

Segui il battito mi ha insegnato moltissimo e mi ha fornito gli strumenti necessari per regolare ed equilibrare lo stress nella mia vita. Ora compio delle scelte più consapevoli per quanto riguarda il sonno, l'alimentazione, l'orario dei pasti, l'alcol, l'esercizio fisico e il moto e anche nel riposo e nel recupero sono diventata più efficiente. Seguire questo libro mi ha permesso di migliorare la mia salute e la qualità della mia vita.

Programma la tua spedizione

Si può improvvisare una breve gita, limitandosi a vagabondare liberamente, senza compiere particolari sforzi, ma una spedizione va programmata. Innanzitutto, bisogna sapere qual è l'obiettivo da raggiungere. Inoltre, dobbiamo prepararci, dotarci delle informazioni e degli strumenti necessari ed essere pronti ad affrontare le sfide che forse ci si presenteranno durante il viaggio.

IL NOSTRO OBIETTIVO

Lo scopo principale di questa spedizione consiste nello scoprire, attraverso la gestione del tuo sistema nervoso autonomo (autoregolante), il tuo equilibrio perfetto dello stress. Prima, però, dovrai imparare a usare un rilevatore della frequenza cardiaca.

Il sistema nervoso autonomo, presente in ognuno di noi, regola le funzioni fondamentali dell'organismo ed esiste da milioni di anni. A differenza del cervello razionale, controllato dal pensiero, il sistema nervoso inconscio non sa che viviamo nel 2024 e, del resto, è uguale al sistema nervoso di un rettile. I nostri corpi e i nostri cervelli hanno lo stesso bisogno di regolazione, riposo e sonno di quelli di qualunque altro vertebrato terrestre.

Se non fosse per tutti i problemi di salute da cui siamo affetti, potremmo lasciare che il sistema nervoso operi in segreto, ma il nostro stile di vita moderno lo sta usurando. Siamo troppo impegnati, riposiamo troppo poco e dormiamo troppo poco, siamo troppo sedentari, mangiamo male e ci ammaliamo a causa dello stress. I nostri corpi e le nostre menti scricchiolano fino a spezzarsi; non ci siamo evoluti per i tempi e i ritmi della vita odierna. La presenza di luci artificiali ci rende attivi fino a tarda sera e ci fa dormire meno rispetto alle generazioni precedenti. Abbiamo inventato mezzi di trasporto e comodità che ci permettono di muoverci meno. L'ascesa della tecnologia dell'informazione ci ha portato a essere sempre connessi e per il cervello è diventato molto difficile staccare.

Esiste un conflitto fondamentale tra le richieste della società contemporanea e la struttura del corpo e del cervello umano. Eppure, per quanto molte delle odierne malattie legate allo stile di vita siano influenzate dalle pressioni sociali, ognuno, in fondo, è responsabile della propria vita. Forse non saremo noi la causa del problema, ma possiamo comunque prendere in mano la situazione. Invece di aspettare che sia la società a cambiare, dobbiamo cambiare noi stessi. È il metodo più rapido e più semplice.

Un rilevatore della frequenza cardiaca può aumentare le nostre probabilità di successo.

La misurazione del battito serve a incrementare la tua comprensione del sistema nervoso autonomo e a renderti più flessibile nella gestione delle tue energie. Così ti sarà più facile, quando necessario, trovare la calma dentro di te oppure mobilitare tutte le tue risorse, al momento giusto, per le sfide più ardue. Registrare queste misurazioni non è un'attività fine a sé stessa; è una strategia rivoluzionaria per infonderti maggiori riserve interiori e più forza per goderti la tua esistenza e realizzare i tuoi sogni.

LA TUA GUIDA

Se dovessi partire per una spedizione, vorrei sapere qualcosa di più sulla mia guida, quindi ora ti parlerò di me. Ho cinquantatré anni e sono un medico, un fotografo, un documentarista e uno scrittore. Vivo a Oslo, in Norvegia, con mia moglie e due figli adolescenti.

Le ragioni per cui scelsi di studiare medicina erano forse un po' diverse da quelle di tanti miei colleghi. Volevo un posto in prima fila nello spettacolo della vita: volevo osservare da vicino le fasi esistenziali che attraversiamo tutti e partecipare alla vita del maggior numero possibile di persone. La professione medica mi ha consentito di realizzare questo sogno. In quanto medico di base e del pronto soccorso, ho a che fare con gli esseri umani fin da prima che nascono a dopo la loro morte. Ho tolto schegge da innumerevoli dita delle mani e dei piedi e ho guardato in migliaia di orecchie. Mi sono trovato in molteplici situazioni drammatiche, in cui c'erano delle vite in ballo e le mie decisioni avevano enormi conseguenze. Le mie esperienze con i pazienti, svoltesi nell'arco di un'intera generazione, formano le fondamenta di questo libro.

Ho anche cercato di fare più esperienze possibili. La professione medica mi ha permesso di esercitare quando e dove desideravo. Dal 1999 fino a oggi ho lavorato in trenta comuni in tutta la Norvegia, tanto al sud quanto al nord, tra fiordi e montagne, in città e in campagna. Nel 1996, inviato da Medici Senza Frontiere nell'Angola dilaniata dalla guerra, ho toccato con mano in quali condizioni spesso si svolge la professione medica nel mondo.

Lavorando ininterrottamente anche per alcune settimane di fila, mi sono potuto prendere le ferie necessarie per scoprire e conoscere altri Paesi e altri popoli, oltre che per dedicarmi ai miei hobby preferiti, come la fotografia e le traversate oceaniche in barca a vela. L'amore per la fotografia, il desiderio di viaggiare e la sete di novità mi hanno sempre impedito di accettare un incarico fisso nel sistema sanitario.

Ho pubblicato un libro sulla fotografia, *Kamerakuren* (*La cura della camera*) e ho realizzato due documentari per la Nrk (Trasmissioni pubbliche norvegesi) su due pellegrinaggi, il primo alla Cattedrale di Nidaros, a Trondheim, in Norvegia, e l'altro a Santiago di Compostela, in Spagna. Con mia grande gioia, i due lungometraggi televisivi hanno incoraggiato molte persone a compiere questi cammini sani e trasformativi. In realtà, forse hanno contribuito alla salute collettiva dei norvegesi proprio quanto il mio impegno nella professione medica.

Da medico, mi sento sempre più a disagio a ricoprire un ruolo che consiste, di fatto, nel diagnosticare, prescrivere farmaci e indirizzare i pazienti verso una pletora di test, esami e cure specialistiche. La nostra pratica procede a ritroso: aspettiamo che le persone si ammalino per poi intervenire «eroicamente». È come se continuassimo a soccorrere in elicottero dei feriti gravi dal fondo di una valle, per poi impiegare tutta la tecnologia ospedaliera e le risorse umane per tentare di salvarli, invece di installare delle barriere di sicurezza per impedire agli escursionisti di cadere e prevenire così il problema alla radice. La medicina preventiva funge per certi versi da barriera protettiva e registrare la variabilità della nostra frequenza cardiaca è uno dei suoi aspetti pratici fondamentali.

Per certi versi, le scelte malsane delle persone mi hanno donato una carriera, mi hanno permesso di pagare l'affitto e di girare il mondo in barca a vela; ma sarebbe bello praticare una medicina innovativa, incentrata sul mantenere sani i pazienti. Spero che questo libro contribuisca a tenervi *lontani* dal medico.

Forse, però, per scrivere questo libro la mia qualifica più importante è un'altra: ho commesso tutti gli errori di cui parlerò. È un viaggio che ho fatto anch'io personalmente. Ben lungi dall'essere un rigido esperto, un moralista tuttologo che conciona dall'alto del suo piedistallo, provo per te la stessa compassione che nutro per la persona che sono stato per molti anni.

Spero di essere in grado di trasmetterti il mio bagaglio di conoscenze in maniera tale da ispirarti e da contribuire a renderti capace di vivere un'esistenza più sana ed equilibrata, oltre che a farti godere di una maggiore vitalità.

Va bene, adesso che ti ho raccontato qualcosa su di me, possiamo cominciare.

PREPARATIVI

Il segreto di ogni spedizione vittoriosa consiste in una buona preparazione. Quindi, partiremo dalla tua poltrona, o da qualunque altro luogo in cui tu possa metterti comodo a studiare la teoria, che costituisce l'intelaiatura del nostro viaggio. Per prima cosa riceverai una buona infarinatura su temi quali la fisiologia, il cervello, il sistema nervoso autonomo, il sistema immunitario e su come riequilibrare il *body budget*, concetto finora sconosciuto.

Verrai anche informato sugli strumenti che utilizzeremo per tracciare la rotta. Non useremo il Gps, la mappa e la bussola, ma un unico oggetto: *un rilevatore della frequenza cardiaca*. Scoprirai presto che cos'è e come servirtene. Tuttavia, prima di cominciare con le misurazioni, ti consiglio di approfondire la teoria che mi accingo a presentarti. Così poi sarai meglio equipaggiato per prendere decisioni più consapevoli nel corso della spedizione.

La lunga strada verso il controllo del sistema nervoso autonomo è suddivisa in varie tappe gestibili. La durata del viaggio dipende dalle sfide che incontrerai durante il tragitto e dal tuo grado di impegno.

Dovrebbero volertici circa cinque ore per arrivare in fondo al libro e mi auguro che queste 20.000 pulsazioni cardiache e questi 4000 respiri siano per te un investimento, che te ne frutterà poi svariati milioni!

IL PROCESSO

Equipaggiato con il tuo monitor cardiaco preferito, scoprirai l'influenza di vari fattori sul tuo sistema nervoso autonomo. Prima vedrai i risultati, più sarai incentivato a compiere scelte oculate.

Non posso prometterti che sarà facile, ma le tecniche che

imparerai in questo libro ti aiuteranno. Se essere sani fosse semplice, tutti sarebbero in forma, snelli, pieni di energie e forti. Ma se *non* ci prendiamo cura di noi stessi, la vita diventa ancora più difficile. Nel lungo periodo, tale situazione può portare a un'esistenza cronicamente funestata da disturbi invalidanti e malattie.

Cercherò di rendere il tuo viaggio verso la salute il più leggero e piacevole possibile. In realtà, scoprire ed esplorare sé stessi e prodigarsi poi per diventare più forti, più equilibrati e più determinati può essere una grande gioia. In sostanza, significa assumere il controllo della propria salute.

Prometto di impiegare il minor numero possibile di termini e concetti teorici. Il mio obiettivo consiste nel fornirti le informazioni sufficienti per metterti in grado di ottimizzare il tuo sistema nervoso nella maniera più semplice possibile.

Synnøve (38)

Ho scoperto che condurre uno stile di vita semplice e naturale, e dunque anche riposarsi a sufficienza ed evitare di riempirsi la giornata di impegni e accettare ogni proposta, mi fornisce una base solidissima per mantenermi attiva e in salute. Dobbiamo calibrare la giornata in base alle nostre energie. Da sola non ero mai riuscita a scoprirlo ma, anche grazie alle misurazioni della frequenza cardiaca, ora ne sono consapevole!

AVVERTENZA INTRODUTTIVA

Quando studiavo medicina, i professori insistevano sempre su due aspetti:

1. La medicina non è una scienza esatta: «l'universo» del corpo è troppo variegato e complesso per poterne dare una prospettiva completa ed è difficile trovare risposte esatte per le questioni che ci pone.

2. I fatti, in medicina, hanno un'emivita di cinque anni: ciò che un tempo credevamo fosse vero, oggi si dimostra falso e quello che prima o poi verrà dimostrato, al momento, non è ancora stato scoperto.

Poiché i fatti di cui si occupa sono in costante sviluppo, dovremmo considerare la scienza medica e le sue applicazioni pratiche con una certa umiltà. Tale assunto riveste un'importanza particolare nel campo della prevenzione, di cui ci stiamo occupando. È solo nel corso dell'ultimo decennio che in quest'ambito le informazioni sono diventate più numerose e sistematiche e, in un futuro prossimo, le nostre conoscenze non potranno che aumentare. È quindi fondamentale che leggiate questo libro come una guida e non come una Bibbia. I miei consigli non dovrebbero rimpiazzare il tuo medico curante che, in fondo, conosce la tua salute in maniera molto più approfondita. Non vorrei nemmeno farti interrompere, senza prima interpellare un medico, le tue terapie farmacologiche quotidiane.

LE FASI

Ho scandito le tappe necessarie per bilanciare lo stress e raggiungere il benessere e la longevità in varie fasi:

1. Ti informi sul **sonno** e su come dormire meglio.
2. Ti informi sullo **stress** e su come trovare un livello di stress sostenibile e produttivo.
3. Trovi un livello di **moto** ed **esercizio fisico** adatto a te e che promuove il tuo benessere.
4. Sperimenti varie tecniche per **riposarti** e raggiungere la **calma** interiore.
5. Ti informi sugli effetti prodotti dal **cibo** sulla tua fisiologia.

6. Scopri perché l'**alcol** può essere considerato «stress liquido».
7. Scopri come individuare **disturbi e malattie** nella variabilità della tua frequenza cardiaca.
8. Impari cosa comporta essere **sovrappeso.**
9. Scopri gli effetti del **fumo** e dei derivati del **tabacco** sul sistema nervoso.

Sono felice che tu abbia colto l'opportunità di unirti a questa spedizione, che diminuirà le tue probabilità di prenotare una visita nel mio ambulatorio. Sono certo che tu sia una persona simpatica e interessante e che mi divertirei a conoscerti, ma preferirei che tu restassi sano. In base alla mia esperienza, buona parte dei disturbi che tratto nei miei pazienti sono radicati in uno squilibrio del sistema nervoso autonomo. E quindi si possono prevenire.

Il percorso verso un maggior benessere è misurabile e accessibile a tutti. Anche se dovrai macinare molta strada per raggiungere la meta, questo viaggio comincia con il primo passo. Apprezzare le difficoltà che incontriamo lungo il cammino aumenta le nostre chance di arrivare in fondo.

È rarissimo che mi imbatta in pazienti consumati dall'eccessivo sforzo di migliorare la propria salute. Ho invece in cura molte persone afflitte dal problema opposto: sono stanche perché *non* si sono mai impegnate per stare meglio. Quindi, invece di riservarti la mia solidarietà, preferisco donarti, con l'affettuosa fermezza di questo libro, la possibilità di cambiare. Insieme, dobbiamo concentrarci sul processo di recupero. Imbarchiamoci in questa spedizione accompagnati dalla la gioia di vivere e non scordiamoci del fatto di avere a disposizione delle possibilità che i nostri bisnonni potevano soltanto sognare, oltre a un tenore di vita che, fino a qualche generazione fa, sarebbe stato mero appannaggio della più alta nobilità. Prenditi grande cura di quest'opportunità unica di condurre una vita lunga, sana e piena di felicità!

I termini impiegati in questo libro

Leggendo, forse, ti sarai chiesto: «Cosa si intende con fisiologia?». Fisiologia è solo uno dei vari termini fondamentali, di cui forse è meglio che tu scopra il significato il prima possibile, cioè adesso. Simili parole figureranno per tutto l'arco del libro e, nelle prossime pagine, verranno spiegati più nel dettaglio. Se ti scordi il significato di un termine o di un'espressione, ritorna a questa breve introduzione.

1. Il sistema nervoso autonomo
2. Fisiologia
3. Variabilità della frequenza cardiaca
4. Rilevatore della frequenza cardiaca
5. *Body budget*

IL SISTEMA NERVOSO AUTONOMO

Il sistema nervoso autonomo (autoregolante), cioè l'antico fossile interiore che condividiamo con tutti gli altri vertebrati, funge da trasmissione segreta del corpo. Essendo ben nascosto dentro di noi, viene spesso ignorato dal sistema sanitario, oltre che dalla maggioranza delle persone. È un peccato, perché in base alla mia esperienza con migliaia di pazienti, gli squilibri nei processi fisiologici di base spesso portano a un decremento della qualità della vita, a disturbi superflui e a una morte prematura.

Il sistema nervoso autonomo, tra le altre cose, regola i nostri livelli di stress e vigilanza, il ritmo circadiano, la digestione, la frequenza cardiaca, il ritmo respiratorio, il grado di infiammazione, il sistema immunitario e l'equilibrio energetico, tra cui la glicemia (il livello di zucchero nel sangue) e il metabolismo dei grassi. È composto dal sistema nervoso *simpatico* attivante e dal sistema nervoso *parasimpatico* calmante, che sovrintende al recupero e al riequilibrio del corpo. Questa suddivisione (contrassegnata da una funzione di accensione/spegnimento) è presente nella maggior parte degli organismi viventi e, se vogliamo restare in salute, bisogna tenerla in gran considerazione. Per far funzionare bene il nostro corpo, dobbiamo essere in grado di mobilitare le nostre riserve energetiche e assicurarci di riposare abbastanza. Un monitor della frequenza cardiaca può aiutarci a preservare tale equilibrio.

FISIOLOGIA

La fisiologia di un individuo è una sorta di panoramica complessiva del funzionamento di base del suo corpo, dai più minuti processi cellulari fino all'equilibrio biochimico generale. Quasi tutto nell'organismo procede con il pilota automatico, ma le nostre attività e anche i nostri pensieri esercitano un effetto macroscopico sui vari processi aventi luogo dentro di noi. Mentre l'anatomia classifica le varie parti del corpo, la fisiologia illustra le modalità di funzionamento di tali parti nell'arco della vita di un individuo. Per esempio, l'anatomia di un defunto resta invariata anche dopo l'interruzione dei processi fisiologici.

Il sistema nervoso autonomo è il fondamento che regola la maggior parte delle attività della nostra complessa fisiologia. Un grave squilibrio fisiologico tende a generare sintomi psichici o fisici. Spesso, ci si chiede se un problema ha origini psicologiche o fisiche. A mio avviso, faremmo meglio a domandarci se le cause non siano fisiologiche. Non appena ci saremo assicurati di aver rimesso in equilibrio la nostra fisiologia, se i sintomi persistono, potremmo tornare a porci l'interrogativo da cui siamo partiti.

VARIABILITÀ DELLA FREQUENZA CARDIACA

Il battito del cuore ci rivela se il nostro sistema nervoso autonomo è in equilibrio e mostra il grado di stress a cui è sottoposto il corpo. Quando si è riposati, ovvero quando il sistema nervoso si trova in una condizione parasimpatica in assenza di stress, l'intervallo tra i battiti cardiaci varia tra l'inspirazione e l'espirazione. Mentre inspiriamo, per sfruttare l'ossigeno che riempie i polmoni, il battito accelera e mentre espiriamo, per risparmiare energia, il cuore rallenta, alla stregua di un'onda oceanica, in cui a una rapida cresta segue una più lunga depressione. In questo caso, la variazione del battito, altrimenti detta *variabilità della frequenza cardiaca* (Hrv), è elevata.

Quando siamo in condizioni di stress, cioè quando il sistema nervoso è nella modalità simpatica mobilitata, i polmoni contengono meno ossigeno e il corpo non può permettersi di abbassare la frequenza cardiaca durante l'espirazione. Di conseguenza, la variazione negli intervalli tra un battito e l'altro diminuisce. Il ritmo assomiglia più a quello di un orologio. Cioè, la variabilità della frequenza cardiaca è bassa e tu ti sentirai stressato. Come scoprirai procedendo nella lettura, ciò che viene percepito come stress non è causato soltanto da un eccesso di impegni quotidiani o dall'inquietudine mentale. Lo stress può essere innescato, senza che noi ce ne rendiamo conto, dalla carenza di sonno, dal mangiare troppo tardi la sera, dall'esercizio fisico, dall'alcol e da svariati altri fattori.

Abbiamo bisogno di un buon equilibrio tra periodi trascorsi in modalità di stress e periodi trascorsi in modalità di riposo. Uno squilibrio tra questi due poli genera problemi fisici e psicologici. Un sistema nervoso equilibrato ci fornisce una sovrabbondanza di energia e forza di volontà. La variabilità della frequenza cardiaca è un biomarcatore, una misura del grado di malattia fisica e anche psicologica presente nel corpo, oltre che un indicatore della probabilità di venirne afflitti in futuro.

RILEVATORE DELLA FREQUENZA CARDIACA

In passato, per registrare i minuscoli cambiamenti nel battito cardiaco, spesso nell'ordine dei millisecondi, servivano un'èquipe di professionisti e dispositivi ingombranti e complessi. Oggi, invece, disponiamo di tecnologie, avanzate e facilmente accessibili, in grado di tracciare la variabilità della frequenza cardiaca tramite smartphone, anelli, braccialetti e monitor del torace. Si può usare persino la telecamera di un cellulare combinata alla funzione torcia. Esistono strumenti tecnologici per ogni fascia di prezzo, dai dispositivi di misurazione più semplici ai sistemi sofisticati, che forniscono all'utente una guida individualizzata.

Un rilevatore della frequenza cardiaca è una specie di tachimetro fisiologico che registra la sostenibilità o meno del tuo ritmo di vita sul lungo termine. In aggiunta a questo libro, possono contribuire a orientarti anche varie app, facili da usare, per smartphone. Insomma, puoi misurare da solo il tuo sistema nervoso autonomo.

Per controllare qualcosa, dobbiamo prima misurarla!

Lena (59)

Inizialmente, ero molto scettica nei confronti dei rilevatori della frequenza cardiaca, ma ormai sono diventata una loro grande sostenitrice. Il mio monitor della frequenza cardiaca mi fornisce una sorta di panoramica del funzionamento del mio corpo e, nei momenti difficili, funge da campanello d'allarme. Cioè, quando il corpo ha bisogno soltanto di pace e riposo, serve a poco ripetersi «datti una calmata e muoviti» e continuare ad autoflagellarsi.

BODY BUDGET

Ognuno di noi ha a disposizione una certa quantità di energia fisiologica da impiegare per attività fisiche e mentali. Questo ammontare di energia io lo chiamo *body budget*. Bisogna cercare di non consumare il *body budget* e, auspicabilmente, risparmiare anche un po' di energia. Quando la frequenza cardiaca presenta un'elevata variazione – cioè quando siamo in modalità parasimpatica e riposante – le batterie del corpo si ricaricano e il *body budget* riceve ciò che potremmo chiamare un *versamento di capitale*. Quando invece la frequenza cardiaca è contraddistinta da una bassa variazione, quando insomma siamo impegnati in un'attività che mobilita il sistema nervoso simpatico, consumiamo le batterie. Indipendentemente dal tipo di stress responsabile dell'attivazione simpatica del nostro sistema nervoso – un litigio con il partner, un pasto troppo abbondante, due bicchieri di vino o una sessione di allenamento – utilizziamo sempre l'energia presente sullo stesso conto. Tutto è interconnesso, soprattutto all'interno del nostro corpo.

La variabilità della frequenza cardiaca può mostrarci se abbiamo esaurito o accresciuto il *body budget*. Le app di monitoraggio della frequenza cardiaca ci rivelano, minuto per minuto, le cifre in entrata e in uscita dal nostro conto in banca fisiologico e di quali risparmi energetici disponiamo.

Alla stregua degli estratti conto e dell'online banking con cui gestiamo le nostre finanze, i rilevatori della frequenza cardiaca ci aiutano a tenere sotto controllo il nostro bilancio fisiologico ed energetico, sia per quanto riguarda le entrate e le uscite in un momento specifico, sia nel lungo periodo. Per quanto sia fondamentale amministrare con oculatezza il denaro, mantenere in equilibrio la nostra fisiologia è una questione assolutamente vitale!

Synnøve (38)

È una pratica talmente semplice e preziosa! Controllare i dati della *Body Battery* dovrebbe diventare un gesto naturale, come dare un'occhiata alla batteria del cellulare. Mettere a confronto come ti senti con i valori della *Body Battery* dell'orologio è un'ottima strategia per diventare più consapevole della tua salute.

La terminologia del gruppo sperimentale

Per scrivere questo libro, ho coinvolto un gruppo di lavoro di centonovant'otto persone. Avvalendosi di orologi Garmin per misurare la variabilità della frequenza cardiaca, i partecipanti hanno acquisito una panoramica del proprio *body budget*. I soggetti sono stati reclutati in seguito alla mia ospitata, nel marzo del 2022, nel podcast norvegese *Leger om livet* (*Medici della vita*). Il loro impegno è stato per me inestimabile. Nell'arco di tutto il libro, leggerai le loro testimonianze, in cui ti spiegheranno quello che hanno imparato utilizzando i rilevatori della frequenza cardiaca. Ti imbatterai in due espressioni:

1. *Body Battery* (BB), che è la misurazione di Garmin delle risorse fisiologiche a tua disposizione in un dato momento (a livello di *Body Battery* o di *body budget*). La scala di misurazione va da 5, che è il valore più basso, a 100, indice di una batteria completamente carica.
2. *Stress*, che è la misurazione di Garmin della quantità di stress a cui sei sottoposto in un dato momento. Il valore è in blu per la modalità riposo e in arancio per la modalità stress. Qui la scala va da 0, in cui lo stress è minimo, a un massimo di 100.

Spero che, mentre procedi nella lettura, i riscontri dei partecipanti al gruppo sperimentale siano per te al contempo una fonte di conoscenza e di incoraggiamento!

Ma tu cosa c'entri?

Ti ho spiegato brevemente chi sono io e di che cosa ci occuperemo. Ora, proverò a indovinare chi sei tu.

Sono molto curioso di sapere chi sei! L'unica cosa che so di te è che sei intenzionato a incrementare il tuo benessere e che sei stato sufficientemente motivato per compiere i primi passi in questa direzione. Altrimenti, non avresti comprato o preso in prestito questo libro. Vuoi saperne di più sulla tua condizione fisiologica, in modo poi da migliorarla. Dato che sei arrivato fin qui nella lettura, hai dimostrato una determinazione e una capacità di espletare il tuo dovere che vorrei contribuire a farti mantenere.

Quindi, chi sei tu?

Farò un salto nel vuoto e proverò a immaginare che rientri in una di queste quattro categorie: Esausto, Resistente, Sano o Facilitatore.

1. **Esausto**: hai toccato con mano che, proprio quando tu hai più bisogno di loro, il corpo e la mente tendono ad abbandonarti. Per stare meglio, sei andato da vari medici e professionisti della cura e hai provato diversi trattamenti. I tuoi sintomi, tra cui la fatica, gli sbalzi d'umore, i problemi muscolari o ossei, le fitte allo stomaco, l'agitazione, l'ansia, la depressione, l'insonnia, il mal di testa e le vertigini possono variare, ma segnalano che il corpo si trova in uno stato generale di infiammazione e forse tu, per alcuni di questi disturbi, assumi dei farmaci. Le persone che appartengono a questa categoria sono

quelle che conosco meglio. Nella mia pratica medica, passo metà della giornata a occuparmi di patologie simili. Tali disturbi ti impediscono di goderti la vita e sgretolano il tuo entusiasmo: spesso fai fatica a mobilitare la tua forza di volontà e a modificare i tuoi comportamenti. Purtroppo, so fin troppo bene quanto sia difficile trovare metodi o trattamenti che siano davvero in grado di aiutarti. Misurare la variabilità della frequenza cardiaca potrebbe cambiarti la vita. Non possiamo escludere che il tuo sistema nervoso autonomo sia sull'orlo del collasso. Rimetterlo in carreggiata, forse, richiederà un enorme sforzo in termini di modifiche alla tua routine e magari, per portare a termine una simile impresa, avrai bisogno del sostegno di un terapeuta o di un medico consapevole dell'importanza della variabilità della frequenza cardiaca.

2. **Resistente:** nella vita e sul lavoro riesci a rendere bene, ma senti di avere il serbatoio in rosso. Ti stanchi spesso e avverti dei sintomi fisici, ma hai contatti soltanto sporadici con il sistema sanitario. Forse hai sofferto di alcuni disturbi cronici e prendi dei farmaci. Ti sei reso conto che certi aspetti del tuo stile di vita ti danneggiano e ti piacerebbe incrementare il tuo benessere e avere più energie. Intuisci che apportare dei cambiamenti nella gestione degli impegni, nel rilassamento, nella dieta e nel sonno potrebbe aiutarti. Conosco bene anche chi appartiene a questa categoria di cui, per anni, ho fatto parte. Compiendo piccoli cambiamenti graduali, riuscirai a ottenere rapidamente dei buoni risultati e a ripristinare l'equilibrio e, vedendo i risultati dei tuoi sforzi, sarai incentivato a proseguire per questa strada. Quasi certamente riuscirai ad arrivare al traguardo da solo, magari condividendo il percorso con un amico. Forse dovrai recarti saltuariamente da un medico o da un terapeuta. I cambiamenti che apporterai alla tua routine ridurranno notevolmente il

rischio di contrarre malattie, di veder diminuire la qualità della tua vita e di morire prematuramente. La tua nuova sovrabbondanza di energia, oltre che a te, gioverà anche alle persone che ti circondano.

3. **Sano:** le tue prestazioni sono buone tanto nella vita quanto nel lavoro e non hai nessun vero problema di salute. Forse però, a causa della tua storia famigliare, senti di correre un maggior rischio di contrarre certe malattie e vuoi adottare delle misure preventive. Magari hai grandi ambizioni, un lavoro o degli interessi totalizzanti, che richiedono un funzionamento ottimale del corpo e della mente. Hai bisogno di racimolare tutta l'energia a tua disposizione per realizzare i tuoi sogni e raggiungere gli scopi che ti sei preposto. Vuoi anche creare una sorta di tesoretto di vitalità, da impiegare nel caso in cui un bel giorno la vita decida di metterti alla prova con un divorzio, una malattia o qualche altra fonte inaspettata di stress. O forse, spinto da mera curiosità, vuoi soltanto scoprire se questo nuovo strumento fa al caso tuo... Indubbiamente, acquisire un maggior controllo della tua fisiologia e introdurre così un flusso di armonia più gioioso e piacevole nella tua vita ti arrecherebbe grandi vantaggi. In fondo, non è necessario stare male per voler migliorare il proprio benessere! Incrementare le tue capacità mentali e fisiche può contribuire a elargirti la forza di volontà necessaria per raggiungere i tuoi obiettivi. Cosa te ne parrebbe di lavorare in tandem con un amico, motivato quanto te?

4. **Facilitatore:** sei una delle tante persone il cui lavoro consiste nell'aiutare gli altri a migliorare. Forse, dopo aver trascorso molti anni nel caos, sei finalmente riuscito a dominare la tua fisiologia. Hai appreso un simile bagaglio di conoscenze e adesso vuoi impegnarti per trasmetterlo al prossimo. Sei un istrut-

tore di yoga, un insegnante di meditazione, un istruttore di fitness, un medico, uno psicologo o un life coach? Oppure svolgi una delle tante professioni incentrate sull'assistere gli altri a cambiare le proprie vite. I monitor della frequenza cardiaca potrebbero essere uno strumento importante per il tuo lavoro. Non esitare, comunque, a utilizzare un monitor della frequenza cardiaca anche per prenderti cura della *tua* salute. Dato che lavoriamo a stretto contatto con persone alle prese con varie criticità, noi facilitatori siamo la fascia di professionisti più esposti al rischio di burn-out. Per aiutare gli altri a rialzarsi, bisogna avere i piedi ben piantati a terra.

Indipendentemente dalla categoria a cui appartieni – e, anzi, anche se non ti rivedi in nessuna di queste quattro categorie – io ho scritto questo libro per te. Assumere il controllo della propria fisiologia è importante per tutti noi, nessuno escluso, sia per chi si trova attualmente in condizioni di perfetta salute, sia per chi soffre di problemi tali da non riuscire quasi a mantenersi a galla. Non importa se ti senti male, abbastanza bene o benissimo... potresti sempre stare meglio.

Vibeke (49)

A partire dal 2003, la mia salute è precipitata e dal 2018 soffro di fatica estrema. Ho continuato a peggiorare e ho avuto delle difficoltà nello stabilire di quanto fosse meglio ridurre gli impegni e l'esercizio fisico nell'arco delle mie giornate. Tenere traccia, con il rilevatore, della variabilità della mia frequenza cardiaca mi fornisce un inquadramento per autodisciplinarmi e ora ho un'idea molto più precisa di quanto devo riposare per instaurare un equilibrio sostenibile tra attività e rilassamento.

I tuoi obiettivi, valori e sogni

Ormai sai qualcosa di più sulla spedizione in cui stiamo per imbarcarci e che io considererei come un classico viaggio dell'eroe, un'avventura in cui, dopo aver superato epici ostacoli, otterrai una grande ricompensa. Tuttavia, gli ostacoli non sono degli accidenti lungo il percorso, gli ostacoli *sono* il percorso. È proprio imbattendoci negli ostacoli e superandoli che diventiamo più resilienti e più solidi.

Ora scriveremo i nostri obiettivi, valori e sogni. Chi conosce i propri obiettivi a breve termine, i propri valori personali e i propri sogni a lungo termine sarà maggiormente incentivato ad andare fino in fondo. Forse un simile esercizio ti sembrerà strano, ma vedere le parole nero su bianco sulla pagina servirà sia a rendere più chiari i tuoi pensieri, sia a impedirti di arrenderti. Quindi mettiti a scrivere e, per ribadire che stai facendo sul serio, apponi anche la tua firma in calce. Poi procedi un passo per volta. Ogni piccolo passo nella direzione giusta ti incoraggerà a compierne degli altri e sarà essenziale per raggiungere qualunque vittoria futura. Il principio di Pareto si applica anche qui: il 20 percento dei tuoi sforzi ti frutterà l'80 percento dei risultati. Basta, cioè, un piccolo gesto per compiere grandi imprese, e fare qualcosa – anche solo qualcosina – talvolta si rivela sufficiente. È meglio inanellare tanti piccoli cambiamenti in vari ambiti, piuttosto che operare un grande cambiamento in un unico contesto.

I MIEI OBIETTIVI, VALORI E SOGNI

1. Qual è il tuo obiettivo? Qual è lo scopo specifico che vuoi ottenere seguendo questo libro?

2. Quali sono i tuoi valori? Mentre l'obiettivo indica *ciò che vuoi* ottenere, stabilire i tuoi valori ti permetterà di esprimere *il perché* che sorregge i tuoi scopi. Voglio essere una persona che:

3. Quali sono i tuoi sogni per il futuro? Elencane cinque. Se durante il percorso la motivazione dovesse diminuire, ricordarti i tuoi sogni, forse, ti potrebbe giovare. Io voglio:

Prometto di fare del mio meglio per assicurare il successo della spedizione.

Data e firma

Prometto di guidare questa spedizione in maniera positiva, soddisfacente e sicura, in modo che tu possa conquistare nella tua vita un miglior equilibrio per quanto riguarda lo stress e godere di una salute migliore il più a lungo possibile, oltre che per elargirti la più alta probabilità di realizzare i tuoi obiettivi.

Torkil Færø

Yngvar (47)

La mia vita era meravigliosa ed ero molto richiesto. Pareri positivi sulle mie lezioni facevano letteralmente il giro del mondo, da Alta, in Norvegia, a San Francisco. Mi ero costruito un'esistenza priva di preoccupazioni, sia nel privato sia sul lavoro, e accettavo soltanto incarichi di mio gradimento, nei quali eccellevo, e che portavo a termine assieme a persone che apprezzavo immensamente. Trascorrevo molto tempo in aereo, negli aeroporti, spesso cenavo tardissimo, per poi recarmi alle tante feste a cui mi invitavano. Non ero affatto stressato, così almeno credevo. Poi un giorno il mio corpo cedette. Ero esausto e avevo le vertigini. Il cuore batteva all'impazzata, sentivo un formicolio alle braccia e di tanto in tanto mi sentivo la pelle completamente anestetizzata. Nel periodo peggiore, riuscivo soltanto a racimolare le energie per tre quarti d'ora, al mattino, durante i quali preparavo colazione e pranzo per i miei figli, poi li portavo a scuola e crollavo a letto. Lo psicologo, il mio medico di base e un fisioterapista stabilirono assieme la diagnosi: *sovraccarico di stress positivo*. Il fisioterapista mi consigliò la puntata del podcast *Leger om livet* (*Medici della vita*) in cui l'ospite era Torkil Færø. E così cominciai a misurare la variabilità della mia frequenza cardiaca.

Apportai grandi cambiamenti. Cancellai tutti i viaggi per due mesi, iniziai a dormire di più, meditai, ridussi il consumo di alcol fin quasi a zero e mi misi a fare una cernita spietata degli incarichi lavorativi o degli inviti mondani a cui aderire.

Assunsi uno stile di vita che molti avrebbero definito naturale e morigerato (per esempio, bevevo mezzo bicchiere di vino per accompagnare un pasto eccellente) e dormivo in media nove ore per notte. Nel giro di un mese, e dunque con velocità sbalorditiva, riuscii a «recuperare quasi completamente» (tutti gli esperti erano concordi). Alcune di queste nuove abitudini mi accompagneranno anche in futuro, perché non ho *nessuna* intenzione di tornare nell'orrenda situazione in cui mi sono ritrovato.

Il consiglio più importante che posso dare a chi si accinge a utilizzare un rilevatore della frequenza cardiaca è di non iniziare nemmeno se non si è in grado di accettare la realtà di ciò che si scoprirà e se non si è disposti a cambiare. Altrimenti, è meglio godersi la propria beata ignoranza. Se vuoi davvero cambiare, il monitor diventerà la tua bussola migliore per tenere la rotta. Ti fornirà dati incontrovertibili sul tuo stato di salute, sulle modifiche alla tua routine che dovrai mettere in atto e ti dimostrerà se le misure che hai già adottato hanno sortito effetto o meno.

Se ti senti impaziente, possiedi già un monitor della frequenza cardiaca, non sei un amante della teoria e smani dalla voglia di cominciare, va' pure a pagina 73, dove inizia la parte pratica, e mettiti al lavoro. Quando ne sentirai il bisogno, potrai tranquillamente tornare alla sezione di teoria. Se però quanto ho spiegato finora ti pare assolutamente estraneo, forse vale la pena dedicare qualche ora a prendere confidenza con alcuni dei concetti teorici che, a mio avviso, è necessario comprendere per sfruttare al massimo questo libro.

LA TEORIA

Proprio come, prima di cimentarsi al volante, bisogna seguire delle lezioni teoriche di guida, per godere appieno della sezione pratica di questo libro è necessario acquisire preventivamente una certa infarinatura teorica. Nelle prossime pagine imparerai come i nostri corpi e cervelli si sono evoluti nel corso di milioni di anni e come mai il nostro stile di vita moderno li usura e li porta ad ammalarsi. Studierai il sistema immunitario e i suoi legami con la variabilità della frequenza cardiaca, che poi misureremo. Ti prometto che, una volta assorbite le informazioni che sto per fornirti, in quest'ambito della medicina preventiva ne saprai di più della maggioranza dei medici.

Il cervello

Abbiamo la fortuna di essere tutti equipaggiati con il prodotto più sofisticato dell'universo conosciuto: il cervello umano. Gli esseri umani hanno un antenato in comune, risalente a circa ottocento milioni di anni fa, con il moscerino della frutta e un antenato in comune, intorno ai sei milioni di anni fa, con lo scimpanzé. Siamo portatori di un'eredità evoluzionistica e dunque alcuni dei fattori che influenzavano i moscerini della frutta e gli scimpanzé continuano a esercitare un impatto anche su di noi.

Circa trecentomila anni fa divenimmo la specie Homo sapiens, che in latino significa *umano saggio*. L'evoluzione procede come un edificio costruito mattone per mattone. Ogni elemento rivelatosi utile viene conservato e poi ci si costruisce sopra qualcos'altro. Ecco perché condividiamo il 60 percento del Dna con il moscerino della frutta e il 98,9 percento del Dna con lo scimpanzé.

Dunque, oltre a contenere sofisticate cellule umane, il nostro sistema nervoso mantiene molte funzioni fondamentali, sviluppate milioni di anni fa, che ci accomunano a tutti i viventi (non soltanto ai vertebrati). Molte di queste antiche funzioni dell'organismo erano utili ai nostri antenati, che vivevano in conformità con la natura. Tuttavia, poiché da tempo ormai ci siamo adattati ad ambienti completamente diversi e le nostre vite seguono ritmi nuovi, tali funzioni possono crearci dei problemi.

Per semplificare, suddivideremo il nostro complesso cervello in tre parti: il cervello rettile, il cervello mammifero e il cervello umano (composto dalla corteccia cerebrale e dal lobo frontale). Per rimarcare che si tratta però di una rozza semplificazione, citerò questi tre termini tra virgolette. Tali strutture fondamentali del cervello si sono evolute, nel corso di milioni di anni, attraverso una complicata interazione reciproca e perciò il nostro «cervello rettile» è molto più elaborato di quello di una lucertola e i nostri sentimenti sono più sottili di quelli di un ratto. Comunque, ai fini della nostra comprensione di noi stessi, si tratta di una semplificazione utile. Io penso sempre al cervello come una casa a un piano con cantina. La cantina e il piano terra rappresentano la parte fisiologica e il primo piano la parte psicologica.

Il «**cervello rettile**» è il più scuro e forma le fondamenta sotterranee del nostro sistema nervoso. Consiste nel tronco encefalico, nel cervelletto e nel midollo spinale con tutte le sue fibre nervose, che raggiungono ogni organo del corpo. Questa parte del cervello regola le funzioni autonome dell'organismo come il battito cardiaco, la respirazione, i riflessi, la digestione e i livelli di stress. Le fibre nervose simpatiche e parasimpatiche partono dal «cervello rettile», che reagisce istintivamente a eventuali segnali di pericolo, per poi innescare una mobilitazione di energia oppure, se si accorge che la situazione è innocua, permettere al corpo di riposarsi e recuperare. È l'interruttore di accensione e spegnimento del cervello. Regola le funzionalità, essenziali per mantenere in vita tutti i vertebrati, di molti organi. Secondo me, la parola per descrivere questa parte del cervello è *istinto*. Ospita il sistema reticolare attivatore ascendente, che controlla la porzione subconscia della nostra attenzione e, per esempio, prima ancora che noi cominciamo consapevolmente a vederlo, ci fa accorgere del ciclista improvvisamente apparso ai margini del nostro campo visivo.

Il «**cervello mammifero**» è il piano terra del sistema nervoso. Il suo sviluppo si giovò dell'asteroide che sessantacinque milioni di anni fa spazzò via i dinosauri, incontrastati dominatori del pianeta; noi siamo tutti discendenti dei piccoli mammiferi e primati che, grazie alla loro propensione a formare branchi e a prendersi cura della prole, sopravvissero alla catastrofe. È proprio il «cervello mammifero», anche noto come *sistema limbico*, a garantire l'interazione tra i membri del branco. Perciò sovrintende alla secrezione di ormoni che ci legano gli uni agli altri e ricompensano la nostra capacità di cooperazione, oltre a incentivare la nostra determinazione a sopravvivere, a riprodurci e a evitare il pericolo. I sentimenti nascono in questa parte del cervello.

I nostri sentimenti sono perlopiù generati da ormoni legati alla sopravvivenza quali ossitocina, serotonina, dopamina, adrenalina e cortisolo. Come avviene in altre specie di mammiferi, questi ormoni ci legano ai nostri simili e ci stimolano a collaborare all'interno di una gerarchia efficiente. Quando interagiamo con gli altri, riceviamo a mo' di ricompensa dei sentimenti positivi. In termini evoluzionistici, ciò incrementa le nostre probabilità di sopravvivenza. In parole povere, la dopamina ci sprona verso una ricompensa attesa, la serotonina viene liberata nel nostro sistema ad avvenuto successo e l'ossitocina contraddistingue le nostre relazioni virtuose. Quando ci sentiamo minacciati o ci troviamo in situazioni che diminuiscono le nostre probabilità di sopravvivenza, proviamo disagio. Il cortisolo, ormone dello stress, ci mobilita per farci uscire dalla situazione di pericolo e l'adrenalina è una specie di motore turbo, volto ad amplificare l'intensità delle emozioni positive quanto negative. Mi pare che, per descrivere il funzionamento di questa parte del cervello, il termine giusto sia *intuizione*. L'intuizione funge da scorciatoia verso il nostro bagaglio di esperienze emotive.

E poi c'è il «**cervello umano**» ossia **la corteccia cerebrale** con il suo **lobo frontale**, il primo piano del nostro sistema nervoso. La corteccia cerebrale completò il proprio sviluppo circa trecentomila anni fa, cioè più o meno tre miliardi e mezzo di anni dopo la comparsa sulla Terra della prima forma di vita cellulare. Da allora fino a oggi, siamo tutti discesi, secondo una linea riproduttiva diretta e ininterrotta, da questo primo organismo. In quanto specie animale, siamo probabilmente unici per la nostra capacità di pensare in maniera astratta, visualizzare ciò che non siamo immediatamente in grado di vedere con i nostri occhi e condividere tutto ciò attraverso l'impiego di un linguaggio verbale molto sofisticato. In questa parte raffinata del cervello, i nostri pensieri ronzano e frullano tra progetti per l'avvenire, ricordi del passato e riflessioni su come comportarci in futuro. La corteccia cerebrale ci ha permesso di codificare il linguaggio scritto e fare dunque in modo che i miei pensieri possano esprimersi in parole che in seguito tu potrai leggere e analizzare. Il lobo frontale ci fornisce l'immaginazione per visualizzare edifici, il sistema scolastico, le lampade a incandescenza, i computer, i reality show e ci elargisce la creatività, l'organizzazione e le capacità ingegneristiche necessarie per concretizzare tutte queste invenzioni. Penso che, per indicare tale parte del cervello, che è quella su cui lavora la psicoterapia, la parola fondamentale sia *intelletto*.

Ciò che mi preme ribadire è la differenza, nel cervello, tra la parte psicologica e quella fisiologica. Spesso diamo maggior importanza ai possibili benefici di un trattamento incentrato sulla porzione psicologica del cervello... e così sminuiamo il potenziale insito nel prenderci cura della parte fisiologica. Nonostante l'orgoglio e la meraviglia che proviamo nei confronti del primo piano della nostra mente, quest'ultimo, per reggersi, deve affidarsi alla solidità delle fondamenta e della cantina. Deve insomma poter contare sul livello più basso e primordiale del cervello, il sistema nervoso autonomo, autoregolante, vero protagonista di questo libro. Tutti noi, ovunque andiamo, siamo sempre accompagnati dal nostro fossile vivente interiore. La parte non verbale del cervello costituisce la base della nostra fisiologia e garantisce la continuità operativa delle principali funzioni corporee. Segnali nervosi e ormoni, innescati dal «cervello rettile», regolano l'attività di tutti gli organi. Facciamo grandi sforzi per indagare le disarmonie presenti nei pensieri (che hanno luogo nel lobo frontale) e nei sentimenti (prodotti dal cervello mammifero), ma non ci concentriamo quasi mai su ciò che avviene nel nostro sistema nervoso autonomo in disequilibrio. Quando tremano i muri del primo piano, per identificare il problema tendiamo a indagare nelle immediate vicinanze. Non abbiamo torto: i pensieri, presenti nella porzione intellettuale del cervello, possono danneggiarci proprio come il disagio emotivo originante nel «cervello mammifero». Tuttavia, quando le pareti scricchiolano, forse le cause andrebbero ricercate nella fragilità delle fondamenta. Lo scopo principale di questo libro consiste nell'identificare e riparare simili fragilità, i disequilibri nel sistema nervoso autonomo. Secondo la mia esperienza, è spesso qui che nascono i nostri problemi.

Trine Helen (50)

In quanto persona affetta da ME/CFS, considero il *fitness tracker* un buon complemento per calibrare la mia routine. Da anni ormai tengo monitorata la frequenza cardiaca e da un po' di tempo, per misurare lo stress, sono passata alla *Body Battery* di Garmin. Ho anche appurato l'impatto della temperatura ambientale sul mio corpo. Se ho troppo caldo, la frequenza cardiaca e i marcatori di stress schizzano alle stelle. Gli esercizi di respirazione e le docce gelide, anche di soli due minuti, contribuiscono ad abbassare lo stress. Bere alcol aumenta molto lo stress. I pasti troppo abbondanti, a base di cibi per me poco digeribili, come i dolci, o le cene a un orario troppo tardivo, producono in me un'intensa condizione di stress, che poi si protrae per ore e influenza negativamente la qualità del sonno. La misurazione più sorprendente è avvenuta nel corso di una lezione, che ho tenuto per una classe delle superiori. Per tutto il tempo in cui parlavo ai ragazzi, il monitor ha continuato a mostrare indici di stress molto bassi.

Il sistema nervoso autonomo

Il sistema nervoso autonomo si nasconde bene sia all'interno del nostro corpo, sia nel bagaglio delle nostre conoscenze. Se il termine ti suona nuovo, tranquillo, sei in buona compagnia. Sono ormai quattro o cinque anni che studio quest'argomento e, quando ne parlo, quasi tutti mi chiedono: «Che cos'è?». Persino i medici e altri addetti ai lavori, se spiego loro che la variabilità della frequenza cardiaca che misuro con i miei gadget è in grado di rivelare la condizione del nostro sistema nervoso autonomo, si sorprendono. Il sistema nervoso si cela nelle profondità del nostro corpo e, finché tutto va come deve andare, compie il suo dovere senza farsi notare. In effetti, pare che il corpo sopprima i segnali del sistema nervoso autonomo per non sviare la nostra attenzione dagli input sensoriali esterni.

Spesso paragono il sistema nervoso autonomo alla trasmissione di un'automobile. Tutti i suoi componenti – assali, valvole, scatola del cambio e sospensioni – si nascondono sotto il cofano e raramente ci causano problemi. Ma se non cambiamo l'olio, o consumiamo troppo le gomme, o lasciamo usurare la scatola del cambio, la macchina si rompe e anche i sistemi elettronici più all'avanguardia saranno inutilizzabili. Un discorso analogo vale per il sistema nervoso autonomo, che fornisce la forza trainante nel nostro corpo. Finché riceve abbastanza sonno, riposo, esercizio fisico e cibo di qualità, può funzionare bene fino alla vecchiaia. Ma in quest'epoca frenetica, il sistema nervoso è spesso sovraccaricato.

Ho già detto che il sistema nervoso autonomo consiste di due parti, che lavorano in tandem per mantenere l'organismo in equilibrio: il sistema *simpatico* e il sistema *parasimpatico*. Il primo funge da «acceleratore» o «pulsante di accensione». Il secondo è il «freno» o il «pulsante di spegnimento».

Il sistema nervoso simpatico attiva lo stress e ci mobilita all'azione. Aumenta la frequenza cardiaca, rallenta la digestione, inibisce la sonnolenza, dilata le pupille e incrementa la vigilanza. Rilascia glucosio e ormoni che ci preparano a fuggire da qualcosa di spaventoso o a inseguire qualcosa di desiderabile. Il lavoro di manutenzione del corpo viene interrotto per indirizzare le nostre energie verso attività che assicurano la nostra sopravvivenza immediata. I segnali nervosi simpatici partono dal cervello e, passando per il midollo spinale e le fibre nervose, raggiungono tutti gli organi del corpo.

Il sistema nervoso autonomo si sviluppò in epoche in cui i nostri antenati fronteggiavano le costanti minacce dei predatori naturali. Oggi la minaccia più grave è costituita dal nostro stile di vita frenetico. Restando costantemente in modalità simpatica – in modalità attivata o di mobilitazione – ci consumiamo. Il corpo, il cervello e il sistema immunitario cadono preda dell'infiammazione, con la loro pletora di sintomi spiacevoli, che riducono la qualità della vita. Ma, soprattutto, l'infiammazione crea un terreno fertile per varie malattie croniche e mortali.

Per evitare questa condizione, foriera di molteplici patologie, il sistema nervoso autonomo innesca il sistema *parasimpatico*, il cui scopo consiste nel permettere al corpo e alla mente di recuperare e distendersi, dopo uno sforzo, in modo da ripristinare le energie. Quando le circostanze lo permettono, il sistema nervoso parasimpatico entra in azione. Ci riposiamo, i muscoli si riparano, viene data priorità alla digestione, il sistema immunitario può svolgere il suo compito, ci addormentiamo più facilmente e il cervello viene liberato dalle scorie prodotte dai pensieri della giornata.

Il cervello invia segnali, attraverso il *nervo vago*, a tutti gli organi. La parola *vago*, non a caso, ha la stessa radice di vagabondo. Questo nervo girovago origina dal tronco encefalico e attraversa il corpo per raggiungere tutti gli organi interni e trasmettere loro i segnali che mitigano lo stress attivato, in questi stessi organi, dal sistema nervoso simpatico.

Il sistema nervoso simpatico è perennemente innescato – sorta di acceleratore sempre premuto – e il sistema nervoso parasimpatico è come un freno che va azionato attivamente. Oppure, per essere più precisi, per azionarlo bisogna preparare attivamente il corpo. Anche se si può costringere il corpo a essere reattivo, il recupero non può invece essere forzato. Si può soltanto cercare la calma e permettere poi al recupero di subentrare.

Questa funzione di accensione-spegnimento, a carico delle due ripartizioni del sistema nervoso centrale, è presente nella maggior parte degli organismi. Per promuovere la salute, bisogna rispettare una simile eredità. Per raggiungere la massima efficienza, dobbiamo essere in grado, all'occorrenza, di mobilitare le nostre forze e, al contempo, di recuperare appieno. I monitor della frequenza cardiaca possono aiutarci a trovare tale equilibrio.

Forse avrai sentito parlare di reazioni automatiche al pericolo: *attacco*, *fuga* o *paralisi*. Il sistema nervoso simpatico è responsabile dell'attivazione di queste tre risposte. Nella savana, tale funzione ci salvò dagli animali intenzionati a mangiarci o dalle tribù nemiche che volevano ucciderci e ancora oggi ci aiuta a sfuggire dalle situazioni spiacevoli. Ma il sistema simpatico è attivato anche dagli stimoli del piacere, come nella caccia o nel gioco. Ci mobilita verso ciò di cui abbiamo bisogno o verso ciò che desideriamo, due categorie che, ovviamente, un tempo erano di pari importanza per la nostra sopravvivenza. Quindi, quando un'attività è esaltante, divertente o significativa, può comunque consumare la *Body Battery*... Ne riparleremo nei prossimi capitoli.

Il sistema nervoso parasimpatico innesca, al termine di un soggiorno nei territori della paura o del piacere, il recupero e il riposo. In realtà, la nostra fisiologia si è evoluta per farci trascorrere gran parte della giornata in questa condizione rilassata e non, come accade oggi, in uno stato di stress semipermanente. Poiché ormai passiamo quasi tutto il giorno in modalità simpatica, il tempo che riserviamo al lento processo di recupero è semplicemente troppo breve.

Ripristinare l'equilibrio tra questi due sistemi significa riconoscere l'animale che è in noi. Non siamo soltanto umani. Siano animali umani. Se ci scordiamo l'animale che siamo, diventiamo anche meno umani; alla lunga, abbiamo meno energia da profondere nel nostro cervello ultramoderno.

Avvalendoci dei monitor della frequenza cardiaca, stiamo per salpare con una spedizione nel mondo del sistema nervoso autonomo.

Prima, però, dobbiamo equipaggiarci di ulteriori conoscenze.

Hanne (52)

Ho sempre creduto che la socialità mi stancasse e quindi ho finito per evitare certe situazioni e ho passato molto tempo da sola. Perciò, quando ho cominciato a controllare la *Body Battery*, sono rimasta estremamente sorpresa. I dati mostravano che, in realtà, rispetto ai momenti di solitudine, ricaricavo maggiormente le batterie in compagnia dei miei amici più stretti. Tale consapevolezza mi ha permesso di cambiare mentalità. Oggi, stare con gli altri mi dà molta più gioia.

Gli svantaggi del cervello mammifero

Evolutivamente parlando, ci siamo differenziati dai topi circa settantacinque milioni di anni fa, ma nella ricerca medica continuiamo a utilizzare questi roditori come rappresentanti della nostra fisiologia. Tale dato di fatto ci lascia intendere quanto sono antichi i nostri sistemi operativi. Quindi, anche se l'argomento principale di questo libro è il «cervello rettile», sarà utile spiegare brevemente in che modo il «cervello mammifero», detto sistema limbico, ci influenza.

Gli ormoni regolati da questa parte del cervello – dopamina, serotonina e ossitocina – costituiscono i nostri maggiori incentivi a collaborare con gli altri per ottenere dei risultati. Se in una cavia di laboratorio inibiamo il rilascio di dopamina, l'animale perde interesse persino per attività essenziali come mangiare. Se si blocca invece la secrezione di ossitocina, una madre trascura la prole. Quando il cervello interpreta un'esperienza come una minaccia alla nostra sopravvivenza, cioè per esempio quando in base alle foto postate su Facebook le vite altrui sembrano migliori della nostra, il rilascio di cortisolo raddoppia. Questi ormoni, che conferiscono intensità e forma ai nostri umori, vengono detti «ormoni emotivi».

Forse, vale la pena sapere qualcosa di più su tali ormoni e ferormoni, in modo da poterci poi, quando questa parte antica e non verbale del cervello cerca di influenzarci, rilassarci e goderci lo spettacolo. Gli ormoni in questione non sono stati concepiti per farci trionfare nella società odierna; erano perfetti per aiutare i nostri antenati a sopravvivere in Africa milioni di anni fa.

Ci sono tre insidie, legate al «cervello mammifero», che esercitano un immenso impatto sul modo in cui si determinano e vengono plasmati i nostri stati emotivi.

La prima insidia: paragonarti agli altri. Per i mammiferi, la sopravvivenza è strettamente legata a un'intensa pulsione a istituire confronti tra noi e i nostri simili. Quando abbiamo l'impressione di essere migliori di quelli a cui ci paragoniamo, riceviamo una dose di serotonina e invece, quando avviene il contrario, riceviamo una dose di cortisolo. Tra le molteplici conseguenze di tale dinamica, si annovera il fatto che evitiamo di combattere con chi è più forte di noi. Per garantirci la sopravvivenza in maniera più rapida, dunque, ci adattiamo e troviamo un posto all'interno di gerarchie preesistenti. Le scimmie sono estremamente interessate agli individui che ricoprono posizioni apicali nella gerarchia sociale – soprattutto per quanto riguarda l'amore e i conflitti – poiché per loro si tratta di una questione di sopravvivenza. Basta dare un'occhiata a una testata giornalistica online per renderci conto di quanto anche noi umani ci lasciamo assorbire da questioni analoghe. A forza di venire bombardati di informazioni sulle vite di persone potenti e apparentemente di successo su ogni canale e piattaforma, finiamo per sentirci inferiori e insignificanti. Paragoniamo le nostre emozioni caotiche e nascoste con le superfici visibili e limate delle esistenze altrui. Quando ti ritrovi a provare simili sentimenti, rilassati, respira profondamente, lascia che l'emozione si dissolva e renditi conto di essere alle prese con le vestigia di un antico meccanismo di sopravvivenza. Invece, concentrati su qualcosa che ti porta piacere e gioia.

La seconda insidia: dare troppa attenzione agli aspetti negativi. Anche la capacità di concentrarci sul lato negativo delle cose contribuì a rafforzare le nostre capacità di sopravvivenza. Tra i nostri antenati, chi era più pronto a riconoscere eventuali minacce se la cavava meglio di chi invece annusava i fiori e si accarezzava con soddisfazione la pancia. Oggi però una simile caratteristica diventa problematica: reagiamo a un commento negativo sui social nella maniera in cui un nostro progenitore reagiva al ruggito di un leone nei paraggi. L'ipotalamo, una ghiandola delle dimensioni di una mandorla che è situata nel «cervello mammifero» e controlla questo tipo di reazioni, fatica a operare una distinzione tra minacce significative e irrilevanti. Quando si tratta di filtrare tutte le impressioni pervenute al lobo frontale, l'ipotalamo tende a venire completamente sopraffatto. Noi esseri umani ci siamo evoluti per concentrarci su ciò che ci manca o su potenziali minacce e non su ciò che abbiamo o su ciò che ci rende felici. Per compensare questa propensione intrinseca, cerca di essere grato per tutte le cose che hai e pensa a come sarebbe *difficile* la tua vita se ne fossi *sprovvisto.*

La terza insidia: la nostra incredibile capacità di adattamento. La terza propensione che, pur essendoci ancora utile, spesso finisce per tormentarci, è la versatilità con cui ci acclimatiamo all'ambiente che ci circonda. Diamo subito per scontata ogni novità. Accettiamo come date tutte le meraviglie che ci circondano e diventiamo indifferenti. Ci abituiamo in fretta ai nuovi gadget e ai nuovi vestiti che acquistiamo e cominciamo subito a cercare qualcosa di nuovo o di meglio. Prova invece a guardare il mondo che hai attorno come se fossi un alieno giunto da un altro pianeta, una trisavola resuscitata dalla tomba, o un bambino. Presta attenzione alle piccole cose che, se solo le osserviamo davvero, assumono la loro grande, reale rilevanza.

Dovremmo ringraziare i nostri antenati, che erano dei sopravvissuti, per essere riusciti a passarci i loro geni. Al contempo, possiamo imparare a rilassarci, a lasciarci un po' andare, a sorridere e a dirci che ormai questo retaggio mentale ci è utile quanto le asce e le lance. Sempre che il nostro scopo sia vivere un'esistenza all'insegna della pace mentale e della gioia.

Consigli di lettura

I, Mammal: How to Make Peace with the Animal Urge for Social Power, Loretta G. Breuning

Behave: The Biology of Humans at Our Best and Worst, Robert Sapolsky

Gunhild (46)

Ho imparato a non mangiare troppo spesso. Le pietanze integrali e vegetali incidono poco sullo stress e i cibi ultra-processati, invece, moltissimo. Lo stesso discorso vale per l'alcol: un'unità alcolica va bene. Un bagno in mare o una doccia fredda mi permettono poi di restare carica per due ore. Gli esercizi di respirazione e la meditazione hanno un valore inestimabile. Anche esercitarsi a essere consapevoli e presenti è utile. Quando sono in uno stato di flusso, persino al lavoro, mi ricarico. Lo stress mentale, che sopraggiunge nelle situazioni in cui devo sbrigarmi a fare qualcosa, oppure quando ho l'impressione di voler essere altrove, è faticoso. Dedicare dei momenti fissi della giornata al recupero attivo contribuisce a migliorare la qualità del sonno notturno.

Il sistema immunitario

Dopo aver dato un'occhiata all'interno del corpo, è giunto il momento di concentrarci sul cosiddetto «paesaggio patologico» che sta lasciando la sua impronta sulla nostra società. Nel corso degli ultimi centocinquant'anni, costruendo città, strade, dighe e campi, abbiamo reso quasi irriconoscibile il paesaggio naturale. Metà delle aree abitabili del pianeta sono ormai adibite all'agricoltura. La biodiversità è in caduta libera. I mari, rimasti quasi senza pesci, vengono utilizzati come discariche. La Terra ribolle di gas serra. Analogamente, anche il paesaggio «patologico» è divenuto irriconoscibile. Dalle malattie della povertà siamo passati alle malattie della ricchezza. Proteggere le nostre menti e i nostri corpi dallo stile di vita velenoso che caratterizza la contemporaneità sembra arduo quanto contrastare la deriva ambientale e salvare il pianeta e gli oceani. Per comprendere certe connessioni tra le patologie legate allo stile di vita e la variabilità della frequenza cardiaca, un parametro che siamo in grado di misurare da soli, dobbiamo prendere maggiore dimestichezza con il nostro sistema immunitario e le malattie stesse. Spesso si parla della necessità di avere un solido sistema immunitario. Tuttavia, sarebbe meglio dire che in realtà abbiamo bisogno di un sistema immunitario *equilibrato*, in grado di attaccare al momento giusto i veri invasori e di non prendersela inutilmente con le cellule amiche. Per raggiungere una tale armonizzazione, anche lo stress dev'essere bilanciato. Questo è lo scopo delle fasi che presenterò nella seconda parte del libro. Se i livelli di stress aumentano oltre misura, entriamo in uno stato di infiammazione cronica.

Ecco un'immagine semplicistica per raffigurare un sistema immunitario alle strette: se, per un lungo periodo, si è sottoposti continuamente allo stress senza mai riposarsi a sufficienza, il sistema immunitario comincia a comportarsi come se fosse composto da nuove reclute militari che, sempre in allerta, scattano all'improvviso e sparano ovunque all'impazzata, causando guai di ogni genere. Al contempo, la quantità e l'intensità del caos prodotto dalle reclute fa sì che i soldati più precisi, esperti e meglio equipaggiati del sistema immunitario si coprano le orecchie e chiudano gli occhi. Di conseguenza, possono insorgere malattie autoimmuni o carenze nelle difese del corpo contro i danni arrecati alle cellule, crescite incontrollate di cellule, tra cui il cancro, o una ridotta capacità di combattere le infezioni.

Ecco tutte le informazioni di cui hai bisogno per procedere con le misure pratiche illustrate in questo libro. Tuttavia, se hai il tempo e la pazienza per metabolizzare conoscenze scientifiche più articolate, ti pregherei vivamente di continuare a leggere!

Le due parti del sistema immunitario

Il sistema immunitario è incredibilmente sofisticato e consta di due parti principali: il sistema immunitario *innato* e quello *adattivo*. Sviluppate nel corso dell'evoluzione, queste forze naturali interne sono i nostri più prodi guerrieri contro le malattie. Il sistema immunitario primitivo apparve inizialmente, miliardi di anni fa, in organismi monocellulari detti amebe. Il sistema immunitario adattivo emerse cinquecento milioni di anni fa negli gnatostomi e in seguito continuò ad affinarsi. Entrambi agiscono per mezzo di cellule immunitarie, create nel midollo osseo, ed entrambi necessitano di un buon equilibrio dello stress. Il sistema immunitario innato consiste, tra le altre cose, di cellule immunitarie presenti nei tessuti, soprattutto nelle zone adiacenti alla pelle e nelle membrane mucose esposte all'esterno come, per esempio, il tratto gastrointestinale e i polmoni. Se identificano un intruso sospetto, lo segnalano subito e mettono in allerta il sistema immunitario adattivo. Le cellule del sistema immunitario innato rispondono in fretta. Sono però imprecise e hanno scarsa memoria. Quando un vecchio nemico torna all'assalto, devono ricominciare daccapo tutta la trafila.

Il sistema immunitario adattivo è composto da linfociti B e linfociti T. Queste cellule possono impiegarci alcuni giorni ad attivarsi e a orchestrare una risposta, ma sono molto accurate e non scordano alcun dettaglio dei germi contro cui hanno già combattuto. Tali caratteristiche ci avvantaggiano nei confronti degli agenti patogeni esterni. Tuttavia, per quanto riguarda le malattie autoimmuni, l'efficienza e la memoria a lungo termine dei linfociti, che in questo caso si ritrovano a lottare contro una minaccia in realtà benigna e proveniente dal nostro stesso organismo, possono diventare uno svantaggio.

La stretta integrazione con il cervello

Il sistema immunitario è strettamente integrato con il funzionamento del cervello. Non si tratta di un sistema passivo, che prima di mettersi in azione attende che il corpo abbia già iniziato a subire dei danni. Ascolta invece il cervello e si mobilita quando riscontra la presenza di certi stati mentali, che nell'Età della Pietra indicavano il rischio di un danno imminente, quali il senso di solitudine, lo stress, la frustrazione, la paura, l'amarezza, la rabbia e la preoccupazione. I nostri pensieri, sentimenti e umori comunicano letteralmente in tempo reale con il sistema immunitario e regolano il funzionamento delle cellule immunitarie. La ragione per cui questi stati emotivi continuano a influenzarci è da ricercare nel fatto che i principi operativi del nostro sistema immunitario sono rimasti invariati nel corso degli ultimi cinquecento milioni di anni. È un tratto che ci accomuna a tutti gli gnatostomi.

Un sistema autoregolante

Una volta innescata una risposta, il sistema immunitario si preoccupa perlopiù di autoregolarsi in modo da calibrare una reazione sufficientemente intensa e duratura. Tra i tanti gruppi di cellule diverse, ci sono i linfociti T regolatori. La loro mansione consiste nel placare le altre cellule immunitarie. In caso di stress cronico, i linfociti T regolatori non riescono a compiere il loro lavoro e così possono insorgere sintomi analoghi a quelli di una malattia.

Anne-Lise (60)

Sono in grado di dosare la fatica giorno per giorno. Quando ho dovuto fare i conti con un'ulteriore ondata di stress, dovuta a un inveterato litigio con un vicino di casa, è andato tutto a scatafascio e mi sono ritrovata in una condizione di intenso stress negativo. Dopo un appuntamento con il vicino, i miei livelli energetici sono precipitati e non riuscivo a recuperare. Era difficile uscire dall'impasse. L'orologio mi ha aiutato a gestire la situazione meglio di come facevo in passato. Per recuperare, ho dovuto riposarmi un bel po'.

L'impatto dello stress

Quando ci sentiamo stressati, le cellule del sistema immunitario rilasciano citochine, che causano infiammazione. Evolutivamente, tale fenomeno riguardava una dinamica contraddistinta da situazioni stressanti di breve durata, seguite poi da un risarcimento. Se lo stress persiste, tuttavia, insorge una condizione contrassegnata da infiammazione cronica, favorevole alle malattie. Tutto ciò finisce per arrecare danni ai tessuti e aumenta il rischio di collasso degli organi, di contrarre infezioni e di sviluppare cancri e malattie autoimmuni.

Quando impieghiamo le nostre energie per gestire lo stress, sottraiamo risorse al sistema immunitario. Per esempio, lo stress risultante da una notte insonne riduce del 70 percento l'attività dei cruciali *natural killer*, cellule simili ai linfociti B e T, che monitorano e uccidono, nello specifico, le cellule tumorali e quelle infette da virus. Chi dorme meno di sei ore per notte corre un rischio quattro volte più alto di prendere il raffreddore rispetto a chi dorme almeno sette ore. I *natural killer* sono un'arma importante contro il cancro e infatti chi dorme male ha una probabilità doppia di sviluppare patologie tumorali.

Le cellule del sistema immunitario sono tra le più rapide, in tutto il corpo, a rigenerarsi. Molte cellule immunitarie vivono non più di cento giorni. Le nostre capacità di difesa dipendono dalla qualità dei «coscritti» disponibili, in un dato momento, a combattere per noi. Questo è sia un vantaggio sia uno svantaggio. Da un lato, se ti impegni seriamente a rafforzare il sistema immunitario, potresti constatare presto i primi risultati dei tuoi sforzi. D'altro canto, un periodo molto stressante può mettere in ginocchio il sistema immunitario in tempi relativamente brevi ed esporti così al rischio di malattie gravi.

Per fortuna, siamo in grado di monitorare le condizioni del sistema immunitario con la misurazione della variabilità della frequenza cardiaca.

Cito l'immunologa Jenna Macciochi:

«L'Hrv (variabilità della frequenza cardiaca) è un eccellente indicatore della salute immunitaria complessiva. Se i valori dell'Hrv sono bassi, il tuo sistema sta facendo gli straordinari per mantenere i processi necessari all'omeostasi fisiologica. Di conseguenza, il corpo è meno preparato a adattarsi a fattori di stress acuto. Il crollo della Hrv rispetto ai valori normali indica una capacità di recupero compromessa e un maggior rischio di contrarre malattie. Può persino indicare, anticipando la comparsa dei sintomi, le prime fasi di un'infezione o di un'infiammazione. La Hrv è molto sensibile alle dinamiche infiammatorie, compresi i cambiamenti innescati dal sistema immunitario innato, che entra in azione a pieno regime per combattere contro la replicazione virale incontrollata. Spesso l'Hrv mattutina cambia improvvisamente, senza motivo apparente, per annunciare il sopraggiungere della malattia. L'Hrv è facilmente tracciabile con dei dispositivi indossabili e delle app gratuite per smartphone.»

Consigli di lettura

Immunity: The Science of Staying Well, Dr Jenna Macciochi

Anita (58)

I dati mostrano che, anche mentre ero convinta di rilassarmi, il corpo era molto stressato. Mi ha sorpreso scoprire che ciò che mangi, quanto ti muovi e il consumo di alcol esercitano un impatto tanto netto sui livelli di stress. Grazie a quello che ho imparato sull'Hrv, lo stress, la *Body Battery* e ciò che influenza questi tre fattori, sono ormai prossima a recuperare completamente. Ho uno strumento che mi aiuta a regolare ed equilibrare le energie, in modo da evitare un tracollo eccessivo. Ormai, riesco spesso a prevenire in tempo simili crolli.

Il rilevatore mi aiuta a comprendere, armonizzare e regolare la parte silenziosa del mio corpo, di cui non siamo consapevoli finché è troppo tardi e non la sentiamo urlare: «Ho finito! Basta!». Penso che quello che ho imparato mi aiuterà a recuperare del tutto e a scongiurare una ricaduta e il ripresentarsi del burn-out.

Per un po' mi è sembrato soltanto di esistere e allora GRAZIE INFINITE di avermi dato l'opportunità di partecipare a questo progetto e di avermi insegnato a usare uno strumento che mi ha aiutato a riprendere in mano la mia vita.

Dall'infezione all'infiammazione

Nel 1991 facevo l'internato al Nordland Hospital di Bodø, in Norvegia. Dopo essere stato istruito in merito ai casi patologici più eccezionali al Policlinico di Oslo, cominciando a praticare sul campo scoprii quali erano invece le malattie più comuni, che noi medici affrontiamo quotidianamente. All'epoca, nel settore non esistevano database digitali. Ci davano uno schedario che, già con le dimensioni e il peso, ci forniva informazioni eloquenti sul paziente, a cui non avevamo ancora nemmeno stretto la mano. Per misurare lo stress creato dalle patologie in cui vivevano immerse quelle persone, potevi utilizzare come unità di misura i chilogrammi di carta delle rispettive documentazioni. Ricordo che un giorno, nel reparto di pneumologia, ebbi una piccola illuminazione: «Come è possibile che il corpo di un solo individuo abbia accumulato così tante malattie diverse?».

Mi imbattei in pazienti che ogni giorno dovevano inghiottire dalle quindici alle venti pillole, ognuna con il suo menu di effetti collaterali, di cui era impossibile tenere conto. All'università ci avevano insegnato a trattare ogni singola malattia come un fenomeno a sé stante, ma nessuno ci aveva detto che i pazienti fragili tendevano a essere affetti da svariate di queste patologie. Di solito, i portapillole dei pazienti in questione contenevano due o tre farmaci diversi per la pressione, anticoagulanti, due o tre medicine contro il diabete, statine per il colesterolo, antiacidi, antinfiammatori, farmaci metabolici e farmaci per l'asma.

Forse, a complicare ulteriormente la ricerca di un comune denominatore tra i vari disturbi, contribuiva la pletora di specialisti che avevano in cura ogni paziente. Gli pneumologi si occupavano dell'asma, gli endocrinologi del metabolismo, i ginecologi della sindrome policistica ovarica, i cardiologi della fibrillazione atriale, i chirurghi della colite ulcerosa, gli urologi dei problemi alla prostata, gli psichiatri della depressione, i gastroenterologi della gastrite, i reumatologi dell'artrite, i neurologi della polineuropatia, gli oncologi del cancro al seno e gli oftalmologi della sindrome di Sjögren. Potrei continuare così all'infinito. Forse il problema consisteva proprio nel fatto che nessuno cercava un comune denominatore. Tutti si concentravano sulla loro parte del paziente e nessuno, certamente non il medico di base, era stato formato per rintracciare, nel corso di una visita di un quarto d'ora, il legame tra le tante malattie. Un medico di base ha già il suo bel da fare a smaltire tutti i riepiloghi delle dimissioni, i rinvii agli specialisti e le ricette dei farmaci, che spesso, dopo ogni appuntamento con una specialista, vengono modificate. Negli anni seguenti, conobbi molti pazienti che avevano ricevuto varie diagnosi e assumevano svariati trattamenti per molteplici patologie.

Oggi sappiamo qualcosa che all'epoca ignoravamo: uno stato cronico e complessivo di infiammazione fornisce la base per molte delle malattie, tanto fisiche quanto mentali, che abbiamo citato. Secondo Jeffrey Rediger, psichiatra e medico della Harvard Medical School, solo il 5-10 percento delle patologie sorgono per caso o per dinamiche legate alla nostra eredità genetica. Nel 90-95 percento delle malattie, il comun denominatore è proprio il nostro stile di vita moderno, così propenso a generare infiammazione. Rediger sostiene che, non appena il nostro stile di vita comincia a integrare le attività e il ritmo dell'esistenza per cui ci siamo evoluti come specie e comincia dunque ad assomigliare di più a quello adottato dai nostri lontani progenitori, in molti casi possiamo interrompere uno per uno tutti i farmaci che stiamo assumendo. Fortunatamente, dato che il sistema nervoso simpatico è attivato dall'infiammazione, il livello dell'infiammazione corporea è deducibile dalla variabilità della frequenza cardiaca.

Therese (42)

Quasi tutto quello che faccio, a parte dormire, crea nel corpo una risposta di stress. Dalla doccia, al cibo, a una telefonata, a internet, al giardinaggio. Da quando ho cominciato a rendermene conto, rifletto bene sulle attività a cui dedicare tempo ed energie.

Il paesaggio patologico, nel mondo occidentale, è cambiato radicalmente negli ultimi decenni. I nostri corpi versano in uno stato costante di infiammazione. Tuttavia, dopo che malattie infettive come la tubercolosi, la polmonite, la difterite e la diarrea, sono state debellate grazie all'igiene, ai vaccini e agli antibiotici, la gamma complessiva delle patologie odierne comprende soprattutto disturbi di carattere infiammatorio come la cardiopatia, il cancro, il diabete, la malattia polmonare cronica, l'infarto, la demenza e i disturbi renali. Per queste malattie, non disponiamo di farmaci altrettanto efficaci.

Molte persone confondono *infezione* e *infiammazione*. A causa dell'evoluzione, il sistema immunitario si è adattato ad attaccare nemici esterni, come i batteri nelle ferite, i germi delle altre persone e degli animali domestici, a proteggerci dal cibo e dalle bevande andati a male. Le cellule immunitarie poi secernono sostanze infiammatorie, che attivano rapidamente il sistema immunitario per neutralizzare l'intruso con immediata efficacia. Quando gli effetti dell'infezione si sono acquietati, in teoria l'attacco dovrebbe venire revocato. Dato che siamo riusciti a scongiurare tali attacchi con l'aiuto di vaccini efficaci, utili misure di igiene, sicurezza alimentare e acqua pulita – inoltre, per combattere qualunque intrusione in grado di eludere tale rete di protezione, disponiamo di ottimi antibiotici – si potrebbe pensare che si sia ormai in grado di vivere un'esistenza ben più libera dall'infiammazione di quanto avvenga in realtà. La situazione, infatti, è critica. Le malattie infiammatorie, innescate dal nostro stile di vita, stanno distruggendo i corpi di molti di noi. Il nostro sistema immunitario ha milioni di anni di esperienza nell'affrontare patologie causate da ferite, batteri, parassiti, virus e fame, ma contro le malattie legate allo stile di vita si dimostra pressoché impotente.

Le minacce esterne, che in passato causavano molti casi di *infezione*, sono state rimpiazzate dalle minacce interne, che spesso portano all'*infiammazione*. Le sostanze infiammatorie – citochine – vengono secrete anche quando dormiamo troppo poco, non riposiamo a sufficienza, non facciamo abbastanza moto, mangiamo troppo cibo ultra-processato, pesiamo troppo e ci stressiamo con eccessiva frequenza. Tale dinamica genera un costante, lieve stato infiammatorio che alla lunga logora il corpo e porta alla proliferazione di tutta una serie di malattie, legate allo stile di vita, che dominano il paesaggio patologico contemporaneo. Oltre a creare cattive condizioni per la regolazione delle cellule immunitarie, in assenza di nemici esterni, la potenza di fuoco del sistema immunitario comincia a scatenarsi contro l'organismo stesso e un tale «fuoco amico» genera effetti devastanti: malattie autoimmuni come l'artrite, le allergie, l'asma, sclerosi multipla, psoriasi, morbo di Crohn e tanti altri disturbi.

Queste patologie infiammatorie, scaturite dall'interno, presentano per noi un solo vantaggio: possiamo tenerle almeno parzialmente sotto controllo adottando uno stile di vita sano. In passato, gli esseri umani erano sostanzialmente in balia delle malattie infettive. Noi invece, per curare le patologie di origine infiammatoria, siamo già dotati dello strumento adatto: il nostro sistema immunitario. Tuttavia, se il sistema immunitario non funziona a pieno regime, dobbiamo attivare il sistema nervoso parasimpatico nella sua modalità di recupero fisiologico.

Lo stile di vita che garantisce al corpo l'opportunità di trovarsi nelle condizioni adatte a favorire il benessere è quello che ha dominato la nostra storia evolutiva. È contraddistinto da esercizio fisico regolare, cibo naturale, sonno soddisfacente, digiuno e periodi di stress che consolidano e affinano la forza mentale e fisica e la resilienza.

Synnøve (38)

La mia routine quotidiana è molto stressante. Ritrovarmi tutti i giorni davanti agli occhi dei valori che, nero su bianco, confermano questo dato di fatto, mi rende più consapevole di dover programmare dei momenti di tranquillità e poi ritagliarmi del tempo per usufruirne.

Il cortisolo è l'ormone che regola le nostre risposte immunitarie. In una situazione di stress acuto, il cortisolo distribuisce efficientemente le risorse nelle sedi necessarie. Quando però ci si trova in uno stato infiammatorio cronico, nascono i problemi. A quel punto, i tessuti si sono ormai abituati a un livello costantemente elevato di cortisolo e la capacità del sistema immunitario di modulare le proprie risposte risulta deteriorata. Le cellule del sistema immunitario smettono di ascoltare. Diventano confuse, frenetiche, disorganizzate. Questi battaglioni di disertori, ammutinatisi dall'esercito, non obbediscono più agli ordini del «Generale Cortisolo». Rapinano e saccheggiano a piacimento i tessuti organici.

Una condizione di lieve stress cronico è di per sé una causa di malattia. Inoltre, nella mia pratica medica ho avuto l'impressione che spesso patologie potenzialmente letali come il cancro e la cardiopatia emergono quando delle persone, già sottoposte a stress intenso, si imbattono in una situazione acuta che ne sgretola definitivamente l'equilibrio. Vari studi, peraltro, hanno dimostrato che circa l'80 percento degli individui affetti da malattie autoimmuni, subito prima del verificarsi dei sintomi iniziali, ha riportato di aver vissuto un periodo di stress emotivo inaspettato e molto intenso. Mi piacerebbe sapere qual è la percentuale di disturbi infiammatori e infettivi che insorgono in persone alle prese con un divorzio, con problemi professionali, sotto indagine da parte della magistratura, oppure costrette a fare i conti con la grave malattia o la morte di un parente stretto.

Non tutti sanno che l'infiammazione può portare anche a sintomi di depressione, in una sindrome detta *sickness behaviour* (comportamento di malattia). Le patologie infiammatorie producono le stesse sintomatologie di quelle infettive: si diventa letargici e meno attivi, ci si isola dai rapporti sociali, ci si abbandona ai pensieri negativi. Ecco cosa scrive a riguardo Edward Bullmore, psichiatra e cattedratico britannico, nel suo saggio *La mente in fiamme*:

«Oggi è arduo trovare una malattia che non sia causata o aggravata dall'infiammazione o dall'autoimmunità. Ed è altrettanto difficile pensare a una malattia che non sia associata alla depressione, alla fatica, all'ansia e a qualche altro sintomo mentale.»

La notizia buona e cattiva al contempo è che i migliori farmaci sono gratis, efficaci e facili da reperire: dormire bene, fare abbastanza esercizio fisico, gestire efficacemente lo stress, partecipare ad attività significative, mangiare sano, idratarsi, socializzare, esporsi al freddo, per esempio nella doccia, fare esercizi di respirazione ed essere presenti e vigili. Tutte queste misure forniscono al sistema immunitario le condizioni di cui ha bisogno per compiere il lavoro che sa fare meglio e per cui studia da milioni di anni: tenerci in salute.

Tuttavia, visto che tali farmaci sono gratuiti, nessuno te li pubblicizzerà. L'industria farmaceutica e buona parte del sistema sanitario hanno molto da guadagnare da persone che tirano avanti a fatica e hanno il sistema immunitario ormai talmente indebolito da necessitare, per diagnosticare e curare le malattie che inevitabilmente le affliggono, l'impiego di ingenti risorse. Poiché spesso i trattamenti sono inefficaci, molti pazienti finiscono poi per rimanere in cura per il resto della vita.

Bisogna dire ai pazienti che esiste davvero un'alternativa, dai comprovati risultati positivi, ai farmaci. Analizzando la variabilità della frequenza cardiaca, possiamo appurare il grado di infiammazione corporea. Ecco il legame più probabile tra questi due aspetti della nostra fisiologia: un sistema nervoso autonomo costantemente stressato e sovreccitato porta all'infiammazione cronica dell'organismo e causa, perciò, un malfunzionamento del sistema immunitario. Si innesca così un circolo vizioso: le falle nel sistema immunitario aumentano il rischio di contrarre malattie, che a loro volta aggravano il fardello del sistema nervoso autonomo. Se la variabilità della tua frequenza cardiaca (il valore Hrv) è bassa, allora questa è una delle possibili ragioni.

Consigli di lettura

Cured: The Power of Our Immune System and the Mind-Body Connection, Jeff Rediger PhD

La mente in fiamme: Un nuovo approccio alla depressione, Edward Bullmore

Ellen (58)

Da quando, venticinque anni fa, feci un parto cesareo, il mio corpo è rimasto più o meno costantemente in uno stato di stress simpatico. Ho lottato a lungo contro i disturbi del sonno e i loro sintomi collaterali, dal burn-out, alla depressione, ai problemi digestivi, alla ME/CFS, all'ansia, all'emicrania. Di conseguenza, sono estremamente sensibile allo stress. TUTTO mi procura stress e i rilevatori mi hanno dimostrato che, per far entrare il mio corpo in uno stato parasimpatico, devo agire attivamente.

Malattie che puoi prevenire

Quali malattie vengono innescate dall'infiammazione?

Spesso si ipotizza una differenza tra i disturbi legati allo stile di vita e i disturbi di altro tipo. In parole povere, il nostro stile di vita influenza il sistema immunitario, che a sua volta esercita un impatto sia sul rischio di contrarre malattie, sia sulle nostre capacità di recupero. Persino nel caso di una patologia come il cancro, otto su dieci delle forme più comuni si manifestano negli organi in cui il flusso sanguigno risulta ridotto a causa dello stress.

Negli anni Novanta, quando studiavo medicina, quasi non si menzionava nemmeno il fatto che una persona potesse implementare autonomamente delle misure atte a migliorare la propria salute. Si tendeva allora a pensare che le malattie fossero ereditarie e quindi inevitabili, oppure che si sviluppassero in maniera casuale e che dunque i pazienti erano semplicemente sfortunati... ribadendo, anche in questo caso, una concezione patologica imperniata sull'inevitabilità. Il fumo, naturalmente, era considerato l'unica eccezione. Negli anni Settanta, si cominciarono finalmente a verificare e a comprendere i danni arrecati alla salute dal fumo. Tuttavia, tale punto di vista non era unanime nella comunità medica: proprio negli anni Settanta, un medico consigliò a mia madre, che voleva dimagrire, di iniziare a fumare. Un simile aneddoto ci fa capire quanto tempo ci voglia, spesso, perché dei fatti incontrovertibili entrino definitivamente nei programmi universitari.

Se penso all'epoca in cui studiavo medicina, ricordo che la conoscenza veniva trasmessa da professori mortalmente seri e arroganti, e da tomi aridi e spessi, a studenti impressionabili e desiderosi di apprendere e assorbire il più possibile. In quegli anni, internet non aveva ancora raggiunto l'immediatezza e la popolarità odierne. Ormai la conoscenza si diffonde in fretta e i nuovi studi scientifici possono venire letti da giovani entusiasti, desiderosi di innovare, proprio nello stesso istante in cui capitano sotto gli occhi dei cattedratici. L'avventuriero Dan Buettner è un tipico innovatore entusiasta. Ebbe la semplice idea di approfondire gli aspetti in comune negli stili di vita delle popolazioni delle aree mondiali contraddistinte dall'aspettativa di vita più elevata.

Gli abitanti di questi territori, detti *Zone Blu*, condividevano effettivamente varie abitudini inerenti allo stile di vita. Facevano moto regolarmente, mangiavano in maniera moderata, erano magri e consumavano una dieta perlopiù vegetariana. Non rinunciavano a dormire tutte le ore di cui avevano bisogno né a trascorrere del tempo in famiglia e in compagnia. La quotidianità aveva, per loro, un significato e uno scopo. Ma non erano soltanto più longevi... Buettner si rese conto che erano anche più felici e più sani. Forse, simili soluzioni erano troppo semplici per indurre un medico con il pallino della notorietà a studiarle e a trarne le debite conclusioni.

Gli assiomi medici del Ventesimo secolo stanno gradualmente diventando obsoleti. Svariate nuove ricerche hanno smosso le acque: il nostro stile di vita esercita sulla salute un impatto che un medico dello scorso millennio avrebbe considerato inconcepibile. Nella mole di nuovi dati e scoperte sperimentali, mi vengono in mente l'epigenetica (che studia il modo in cui il nostro comportamento e l'ambiente possono arrivare a modificare il funzionamento dei geni), la neuroplasticità (come il cervello viene plasmato dalle esperienze), i telomeri (i terminali protettivi dei cromosomi: si è dimostrato che il nostro stile di vita influenza le molecole che proteggono il corredo genetico), l'impatto sull'organismo del microbiota intestinale (la diversità batterica presente negli intestini), la connessione tra esercizio fisico e salute mentale, la rilevanza dell'infiammazione e dell'insulino-resistenza (una condizione in cui il trasferimento, innescato dall'insulina, di glucosio alle cellule è ridotto e che influisce dunque sull'approvvigionamento energetico e sul funzionamento di tutte le cellule) e l'importanza del ritmo circadiano. Oggi, per saperne di più sulla prevenzione delle malattie rispetto ai medici nell'epoca analogica, ti basta passare qualche ora a guardare video su YouTube. La piramide della conoscenza sembra essersi capovolta, per fortuna.

Svolgo la professione medica da vent'anni, l'intero arco di una generazione, e mi pare evidente e indiscutibile il fatto che moltissime delle malattie che ci affliggono, per cui assumiamo farmaci e di cui moriamo possono essere prevenute. A discolpa dei medici di una volta, va tuttavia rilevato che lo stile di vita dell'epoca era diverso da quello odierno, ci si muoveva di più, si dormiva meglio, si interagiva maggiormente con gli altri, c'erano meno tossine ambientali e la dieta non era incentrata su snack, carboidrati a rapido assorbimento e cibi ultra-processati. Molto probabilmente, le persone in passato tendevano a condurre una routine esistenziale molto più omogenea e c'erano meno differenze significative tra chi viveva in maniera sana e chi viveva in maniera malsana.

Oggi, nessuno di noi medici del Ventunesimo secolo può invocare l'attenuante di non avere a disposizione un sufficiente bagaglio di conoscenze per quanto riguarda l'impatto dello stile di vita sulla salute. Devo ammettere che anche la mia comprensione in merito era carente e, al solo pensiero, mi arrabbio. Fino a sei o sette anni fa, anch'io ero inconsapevole di quanto tutti noi possiamo influenzare la nostra salute.

Qui sotto, vedete uno specchietto riassuntivo delle malattie che plasmano e monopolizzano ore e ore della mia pratica medica, oltre a generare miliardi di dollari di fatturato per l'industria farmaceutica e il sistema sanitario. A mano a mano che il pubblico acquisterà maggiore consapevolezza dell'efficacia della medicina preventiva, auspicabilmente questi settori produttivi tremeranno fino alle fondamenta. L'impiego dei rilevatori della frequenza cardiaca e l'ottimizzazione del nostro sistema nervoso autonomo e della nostra fisiologia limiteranno in maniera significativa l'incidenza patologica.

Secondo gli studi citati dal *Foundations of Heart Rate Variability Course* della Elite Academy (elitehrv.com/academy), è stato riscontrato un legame tra la variabilità della frequenza cardiaca e le seguenti malattie:

Malattie cardiache	Disturbi alla prostata
Morbo di Alzheimer	Ansia
Cancro	Infertilità
Disturbi del sonno	Disturbi digestivi
Infarto	Disfunzione erettile
Alta pressione arteriosa	Diabete
Depressione	Malattie autoimmuni

A questo punto, bisogna riconoscere che allo stato attuale non ci siamo ancora fatti un'idea completa della relazione causale alla base di questa connessione. È la bassa variabilità della frequenza cardiaca a generare l'insorgere della malattia, oppure è la malattia a manifestarsi con una riduzione della variabilità della frequenza cardiaca? Probabilmente, si tratta di un'interazione reciproca, che forma un circolo vizioso o anzi, per essere più precisi, una spirale viziosa discendente.

Consigli di lettura

Lezioni di lunga vita. Le Zone Blu. I segreti delle popolazioni ultracentenarie, Dan Buettner

Brain Energy, Christopher Palmer

Annette (64)

Da sedici anni ormai lavoro come riflessologa ed è entusiasmante pensare alle opportunità di cui disponiamo oggi per misurare gli esiti di un trattamento e al fatto che io, analizzando i rilevatori dei pazienti, posso poi contribuire al loro benessere. I risultati mostrano, tra le tante cose, un incremento nella *Body Battery*, nella durata del sonno, nella presenza del sonno profondo e nella Hrv. Oltre a sentirsi più in forma, grazie a questi dati concreti e individualizzati, i pazienti ottengono anche una conferma delle proprie impressioni soggettive.

Vita sana nell'Età della Pietra

Dopo aver letto centinaia di libri sulle più recenti scoperte nei campi della medicina e della psicologia, sono giunto alla certezza che gran parte delle pratiche mediche moderne affondano le proprie radici nel passato ancestrale. Qui il messaggio è breve e semplice: dobbiamo condurre un'esistenza più simile a quella dei nostri antenati cacciatori-raccoglitori. Il loro stile di vita, che ha dominato l'intero arco dell'evoluzione umana, fatto salvo per gli ultimi duemila anni circa, può renderci più sani. Se adottassimo una routine quotidiana più simile a quella dei nostri progenitori, i nostri monitor mostrerebbero dati incoraggianti.

Cosa facevano i cacciatori-raccoglitori? Più o meno le stesse cose che continuano a fare oggi. Dormono quando è buio, cacciano, raccolgono, prendono ciò di cui hanno bisogno per sopravvivere, quando possono si riposano, non stanno quasi mai da soli, mangiano cibi naturali, ballano per divertimento, si tengono in forma, creano e costruiscono attrezzi, strumenti e gioielli, se il cibo scarseggia digiunano e, anche da anziani, non smettono mai di giocare. Tuttavia, le tribù che ancora vivono in questo modo, per esempio gli Hadza in Tanzania o gli Tsimané in Bolivia, sono state ormai da tempo costrette a emigrare in aree depauperate di risorse. Nonostante ciò, secondo gli antropologi sociali in queste comunità tribali ci sono pochissimi casi di depressione, di disturbi cardiovascolari e di cancro. I vasi sanguigni degli uomini ottantenni di queste popolazioni sono puliti come quelli dei cinquantenni occidentali. I membri di queste tribù, però, soprattutto i maschi, sono esposti a infezioni, infortuni e morti violente.

Analizziamo alcuni fattori identificabili dei due stili di vita in questione.

Età della Pietra	**Vita moderna**
Sonno sufficiente	Sonno insufficiente
Ritmo circadiano naturale	Ritmo circadiano innaturale, irregolare
Vita all'aperto, a contatto con la natura	Vita al chiuso, scarsa esposizione all'aperto
Movimento naturale	Attività sedentarie
Abbondanza di riposo	Scarso riposo
Solidarietà	Solitudine
Gioco	Assenza di gioco
Digiuno	Cibo a tutte le ore
Pochissimi carboidrati a rapido assorbimento (per esempio, zucchero e farina)	Moltissimi carboidrati a rapido assorbimento
Flora intestinale variegata, che favorisce il sistema immunitario	Flora intestinale omogenea, che deteriora il sistema immunitario
Peso corporeo nella norma	Sovrappeso
Libertà	Assenza di libertà
Paura	Ansia
Frequente esposizione al sole e alla luce naturale	Luce relativamente debole, lampade elettriche

Danza	Nessuna danza
Sedersi a terra e rialzarsi spesso	Sedersi su sedie e divani
Riti	Pochi riti
Pause integrate nel tempo	Compressione temporale

Naturalmente, per essere più sani non dobbiamo tornare ad abitare nella savana o nella giungla ma, se apportiamo delle modifiche in linea con lo stile di vita dei cacciatori-raccoglitori preistorici, possiamo migliorare la nostra salute e incrementare il nostro benessere. Visto che partiamo da zero, adottare anche soltanto alcuni cambiamenti può portare a un enorme progresso!

Se remiamo contro la nostra biologia e seguiamo lo stile di vita descritto nella colonna di destra della tabella, rimarremo sconfitti. Perderemo la nostra salute e perderemo anni di aspettativa di vita. Dovremmo prodigarci perché i nostri corpi collaborino con la nostra biologia, invece di combatterla. Non è necessario tornare alla natura; dovremmo invece abituarci a vivere in maniera più naturale.

Consigli di lettura

The Depression Cure: The Six-Step Programme to Beat Depression Without Drugs, Steve Ilardi PhD

Be More Human: How to Transform Your Lifestyle for Optimum Health, Happiness and Vitality, Tony Riddle

Annette (38)

Mi ha sorpreso scoprire l'importanza del freddo nel mantenere la *Body Battery* a un livello ragionevole. Quindi, sono contenta di essere finita ad abitare su un'isola ventosa in mezzo ai fiordi.

Biometriche miracolose: la variabilità della frequenza cardiaca

C'è uno strumento in grado di appurare se il tuo sistema nervoso autonomo è in modalità simpatica o parasimpatica. Per misurare la variabilità della frequenza cardiaca (Hrv), utilizziamo le due funzioni vitali più importanti: il battito cardiaco e il ritmo del respiro. Il respiro e il battito sono i fondamenti stessi della vita; sono le due funzioni che ci mantengono vivi. Era una constatazione troppo ovvia per venire presa in considerazione? Io – che ogni giorno ho a che fare con dati laboratoriali ed esperimenti di ben altra complessità – ho quasi l'impressione che queste due funzioni basilari ci offrano una sorta di chiave di volta per misurare lo stato del nostro sistema nervoso e la nostra fisiologia.

Ma che cos'è di preciso la variabilità della frequenza cardiaca, altrimenti detta Hrv?

Durante l'inspirazione, quando riempiamo i polmoni di ossigeno, il battito cardiaco aumenta e invece, quando espiriamo, diminuisce. Così facendo, dato che durante l'espirazione i polmoni contengono meno ossigeno da trasportare nei globuli rossi del sangue, il cuore si evita un bel po' di lavoro inutile. La differenza nella frequenza cardiaca può essere significativa, dalle 90 pulsazioni al minuto per l'inspirazione, alle 60 pulsazioni al minuto per l'espirazione. Tenendo conto che il cuore batte circa centomila volte al giorno, tale risparmio produce un enorme beneficio. Questa variazione nella frequenza del battito – influenzata dall'inspirazione e dall'espirazione – è chiamata *variabilità della frequenza cardiaca* (Hrv) e funge da finestra sul nostro sistema nervoso.

Nel diagramma di pagina 75, trovate due grafici cardiaci. Nel primo, il cuore batte con la regolarità di un orologio, con un intervallo di 845 millisecondi tra una pulsazione e l'altra. L'intervallo resta invariato, indipendentemente dal fatto che il soggetto stia inspirando o espirando; la variabilità della frequenza cardiaca è bassa. Tale situazione si verifica quando siamo sottoposti a stress fisici o mentali, cioè quando il sistema nervoso autonomo è attivato *simpaticamente*. Può accaderci durante l'esercizio fisico, durante lo stato ansioso che precede un'importante presentazione sul lavoro, prima di un appuntamento o in un periodo in cui siamo generalmente stressati. Il battito aumenta e il sistema nervoso, avendo registrato il bisogno di un surplus di energia per svolgere il compito che immagina ci accingiamo ad affrontare, entra in modalità simpatica. Il cuore smette di rallentare durante l'espirazione e, anche a costo di «sprecare» una percentuale di energia, si impegna a incrementare l'approvvigionamento di ossigeno ai muscoli e al cervello. In sostanza, una bassa variabilità della frequenza cardiaca indica che sei stressato.

Nel grafico inferiore, come vedi, l'intervallo tra ogni battito oscilla tra i 732 e gli 845 millisecondi. Tale situazione si verifica quando riposiamo e il corpo sta recuperando, cioè quando il sistema nervoso autonomo è attivato *parasimpaticamente*. Per esempio, mentre dormiamo o leggiamo, o mentre proviamo un senso di benessere e di pace. Se la variabilità della frequenza cardiaca è alta, significa che sei sottoposto a scarsi livelli di stress.

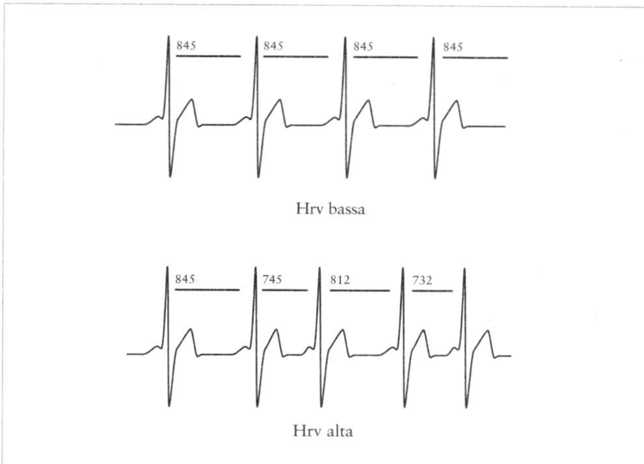

Esempio di ritmo cardiaco e variazione nella frequenza cardiaca. Una bassa variabilità cronica della frequenza cardiaca (primo grafico) danneggia la salute, un'alta variabilità cronica (secondo grafico) giova alla salute.

Come sappiamo, il cuore batte da solo senza nessun intervento da parte nostra. Naturalmente, possiamo pensare apposta a qualcosa di spaventoso e sentir aumentare le pulsazioni, per poi concentrarci su un ricordo di pace e avvertire il battito che rallenta. Generalmente, però, la regolazione del ritmo cardiaco avviene in maniera inconscia, perché il cuore obbedisce al sistema nervoso centrale. Il sistema simpatico invia segnali per incrementare la frequenza cardiaca e il sistema parasimpatico invia segnali mitiganti, che abbassano la frequenza cardiaca. Se tagliassimo il collegamento tra i canali nervosi parasimpatici e il muscolo cardiaco, il nostro cuore a riposo, invece che sui 50 o sugli 80 battiti al minuto, si attesterebbe intorno ai 120. Possiamo quindi affermare che la frequenza cardiaca a riposo è un indice dell'efficacia con cui il nostro corpo è in grado di accedere, in un dato momento, al sistema nervoso parasimpatico.

La respirazione è una funzione autonoma e inconscia che però, se vogliamo, siamo in grado di controllare consapevolmente. Potremmo considerare il respiro un punto di contatto con cui influenzare il sistema nervoso autonomo. Non possiamo decidere di aumentare o diminuire il battito, la digestione o l'afflusso di sangue a un organo piuttosto che a un altro, ma possiamo stabilire il ritmo a cui respiriamo. Così facendo, influiamo sull'equilibrio del sistema nervoso. Respirando lentamente, «inganniamo» il sistema nervoso, gli facciamo credere di essere in un ambiente tranquillo e inneschiamo così il sistema parasimpatico. Se respiriamo velocemente, si attiva invece il sistema simpatico. Disponiamo dunque di una «leva di controllo» con cui incrementare o diminuire i nostri livelli di stress. Approfondiremo la questione nel capitolo dedicato al recupero attivo.

Con un rilevatore della frequenza cardiaca, siamo in grado di tenere traccia di questo cruciale parametro della variabilità della frequenza cardiaca e dunque di misurare l'equilibrio negli innumerevoli, complessi processi vitali dell'organismo. In passato, per ottenere un quadro tanto preciso del nostro stato fisiologico, avremmo dovuto mettere in atto procedure lunghe, dispendiose, impegnative e persino rischiose e spiacevoli. Ora basta portare un dispositivo al polso e leggerne le misurazioni sullo smartphone. La variabilità della frequenza cardiaca è un biomarcatore per molte malattie legate allo stress e allo stile di vita, cioè almeno il 70 percento delle patologie presenti oggi nella popolazione.

La variabilità della frequenza cardiaca può anche essere fondamentale per comprendere molti disturbi e malesseri che noi professionisti della cura indichiamo tristemente con l'acronimo inglese Mus (*Medically Unexplained Symptoms*: sintomi medici non spiegati). La nostra rassegnazione, oltre che dall'ingente quantità di questi sintomi, o dal fatto che a riguardo brancoliamo ancora nel buio, deriva dalla consapevolezza di non disporre di quasi nessun trattamento efficace per curarli.

La tua variabilità di frequenza cardiaca è unica

La variabilità della frequenza cardiaca di ogni individuo è unica. Quindi, due persone nelle stesse condizioni oggettive di salute possono avere valori Hrv molto diversi (una diversa variabilità della frequenza cardiaca). Circa il 30 percento delle differenze nella variabilità della frequenza cardiaca è geneticamente determinato. Il restante 70 percento è legato allo stile di vita e quindi può essere direttamente influenzato, almeno in parte, dall'individuo. Va rilevato che chi ha vissuto un'infanzia o un'adolescenza traumatica o difficile ha una variabilità della frequenza cardiaca più bassa e livelli di stress più elevati ed è particolarmente vulnerabile ai disordini da stress e alle malattie in generale. Perciò è importante non paragonare i propri dati con quelli altrui. Bisogna invece confrontare le nuove rilevazioni con quelle passate, ma sempre in un orizzonte temporale sufficientemente ampio. Va anche detto che le donne hanno una variabilità della frequenza cardiaca leggermente maggiore di quella degli uomini e che questo parametro diminuisce con l'età. A mano a mano che invecchiamo, per mantenere attive le funzioni e la capacità di recupero del corpo, c'è bisogno di una mobilitazione sempre più intensa del sistema nervoso simpatico. La variabilità della frequenza cardiaca può subire variazioni stagionali e tende ad abbassarsi, cioè a peggiorare, durante l'inverno.

Prima di proseguire nella lettura, devi avere ben chiaro che cos'è la variabilità della frequenza cardiaca. Cerca pure «variabilità della frequenza cardiaca» su YouTube e guarda alcuni dei video che ti compariranno. Se ti prendi mezz'ora per capire bene che cos'è la Hrv, a riguardo ne saprai di più del 95 percento dei medici norvegesi.

Lise (28)

Ho realizzato la ragione per cui io e il mio compagno abbiamo un bisogno molto diverso di dormire (e come mai, anche dopo aver dormito lo stesso numero di ore, c'è una tale discrepanza nei nostri livelli di energia). Quasi tutte le notti lui ricarica la *Body Battery* fino a cento e io invece, se voglio ottenere un simile risultato, devo sforzarmi di dare la priorità al sonno. Non appena si siede a rilassarsi, lui comincia a ricaricarsi, anche mentre beve birra o vino o dopo aver bevuto. La sera consuma tre o quattro unità alcoliche e al mattino si sveglia con cento. Per aumentare da sveglia la *Body Battery*, io devo restare completamente immobile, non aver mangiato da cinque ore ed evitare qualunque tipo di stress. E comunque riesco a incrementarla solo del 2 o 3 percento. Se bevo dopo mezzanotte, anche una sola unità alcolica, mi posso scordare di svegliarmi con la batteria al di sopra del cinquanta.

Il *body budget*

Prima ho fatto qualche accenno al *body budget*, ti ricordi? Disponiamo di una sorta di budget corporeo, che contiene una certa quantità di risorse fisiologiche, da impiegare per svolgere compiti fisici o mentali. La variabilità della frequenza cardiaca ci mostra come esauriamo e ricarichiamo il nostro *body budget* in ogni dato momento. Quando la variabilità della frequenza cardiaca è elevata, il budget si ricarica e quando la variabilità della frequenza cardiaca è bassa, cioè durante la mobilizzazione del sistema simpatico, il budget si consuma. Indipendentemente da quale sia la causa che ci fa perdere energia – una scadenza imminente, un litigio o una cena abbondante al ristorante – attingiamo sempre e comunque dallo stesso budget.

Il corpo umano è un organismo complesso, gigantesco. Contiene un ammontare assurdo di cellule, ventisette trilioni, ognuna delle quali riceve il suo approvvigionamento di ossigeno, altri nutrienti e molecole. Le cellule si scambiano vicendevolmente neurotrasmettitori, orchestrando una raffinata sinergia cooperativa. Per stimolare il muscolo giusto, i segnali nervosi centrano perfettamente il bersaglio. Le cellule endocrine secernono ormoni che influenzano tutto il corpo. Il midollo osseo produce sangue e cellule immunitarie. Il fegato e i reni creano, trasformano, disintossicano e rilasciano sostanze in base alle varie necessità del corpo. La pelle e le membrane mucose proteggono l'interno del corpo. Tutte queste cellule sono continuamente impegnate in un flusso frenetico di attività. Ogni singola cellula racchiude un piccolo universo di minuscole molecole stacanoviste e proteine che, per farci vivere, sgobbano ininterrottamente. Ogni centimetro del corpo ha un importante lavoro da svolgere. E poi – ciliegina sulla torta – abbiamo in dotazione un cervello, lo strumento più sofisticato dell'universo, contenente cento miliardi di cellule, ognuna delle quali dispone di cinquemila sinapsi!

Il nostro corpo è in fondo, nella sua interezza, un aggregato temporaneo di polvere stellare primigenia, che in questo preciso istante forma ciò che noi siamo. Gli elementi più pesanti nelle nostre molecole sono scaturiti da stelle di neutroni e da supernove attive da miliardi di anni. Prima di diventare parte di noi tramite il cibo, tali composti hanno circolato tra gli animali, le piante e la natura che ci circonda e noi emettiamo costantemente queste stesse sostanze, che poi si addensano per incorporarsi nuovamente nell'ambiente. Siamo parte di un ciclo continuo di decomposizione e costruzione della materia vivente.

Come avrai forse intuito leggendo il paragrafo precedente, tutto è interconnesso con tutto e, anche se all'esterno possiamo apparire affidabili, calmi e solidi, ogni elemento opera a massima velocità nella nostra macchina interna, che persino la scienza medica fatica a comprendere appieno. Perciò il *body budget* – di cui sentirai parlare spesso nel prosieguo del libro – assomiglia meno al tuo budget finanziario personale, facilmente gestibile, che all'economia globale, con le sue infinite complessità.

L'impatto dello stress fisico e mentale intaccherà il *body budget*. Dopo aver svolto un compito mentale estenuante, per un po' sarai fisicamente più debole. Il corpo ha un unico budget condiviso, a cui attingono varie attività, un po' come avviene per il budget personale di molte persone, che utilizzano lo stesso conto corrente per acquistare i biglietti dei concerti, fare la spesa, versare le rate del mutuo, comprare un regalo per il coniuge o investire nel mercato azionario. Analogamente a come depositando in banca lo stipendio, il monte premi della lotteria o i risparmi dovuti a un cambio di compagnia telefonica rimpolpiamo il nostro estratto conto bancario, possiamo incrementare le nostre energie con il sonno, il riposo, la meditazione e altre attività ricostitutive. Fino a pochi anni fa, era difficile sapere se il tuo budget era in debito o in credito. Ora, alla stregua di quando apriamo un'app dello smartphone per controllare l'estratto conto, siamo in grado di leggere il nostro *body budget* grazie al rilevatore della frequenza cardiaca di Garmin, Oura, Whoop o di tanti altri marchi. Le app abbinate ai dispositivi forniscono un quadro del tuo equilibrio energetico interno. La valuta di scambio del conto bancario è il denaro; la valuta del *body budget* è la variabilità della frequenza cardiaca.

Lena (59)

Visto che stavamo per partire per un soggiorno all'estero di una settimana, in occasione di un matrimonio, ho deciso di prendermi una pausa. Sapevo che in vacanza avrei bevuto molto e dormito poco. Il riposo mi ha giovato, ma dopo i bagordi ero davvero motivata a ricominciare a indossare l'orologio.

I rilevatori Hrv e altri sensori fisiologici

Perché abbiamo bisogno di usare i rilevatori? Perché il corpo parla sottovoce e noi non siamo bravi ad ascoltarlo. Se fossimo capaci di avvertire e interpretare lo stress presente nel corpo, allora non riscontreremmo tutti i problemi che oggi invece ci affliggono nel bilanciare lo stress e nell'evitare le malattie legate allo stile di vita. Le persone che dovrebbero aumentare il ritmo della propria quotidianità e quelle che dovrebbero rallentarlo avrebbero già implementato le misure necessarie. Anche quando i nostri corpi gridano di dolore o di disagio, molti di noi si rifiutano di ascoltare o di prestare attenzione. Persino quando ormai basta un piccolo sforzo per mandarci in crisi, spesso non facciamo nulla per diventare più sani e più forti.

Per milioni di anni, le condizioni esistenziali dei nostri antenati comprendevano un bilanciamento naturale dello stress. Per i nostri progenitori, era di importanza vitale orientare i sensi e l'attenzione verso il mondo esterno. Quando era necessario, cacciavano e combattevano e, quando potevano, si riposavano. Non avevano affatto bisogno di una sensibilità particolarmente sviluppata per giudicare le proprie condizioni fisiologiche complessive, al di là dalle mere necessità legate alla sopravvivenza (e dunque della lotta contro la fame, la fatica e il dolore). Anzi, un particolare affinamento nell'autopercezione avrebbe forse rischiato di perturbare la loro capacità, cruciale per la sopravvivenza, di concentrarsi sugli input sensoriali esterni.

Dentro di noi, indipendentemente dal fatto che ce ne accorgiamo o meno, esistono un impianto di produzione fisiologica e un sistema di trasporto, che opera ininterrottamente a pieno regime. Senza che noi ce ne rendiamo minimamente conto, l'energia è ingerita, digerita e consumata. Milioni di cellule sanguigne vengono create e distrutte ogni giorno. Il frastuono cacofonico della trasmissione interna del corpo va silenziato per permetterci di rivolgere all'esterno il nostro stato di vigilanza. Si tratta di un espediente analogo a quello sfruttato dai sottomarini che, per rilevare i rumori emessi dal nemico, devono insonorizzarsi dai suoni che producono. Il traffico continuo del corpo si svolge in un'atmosfera altrettanto inconsapevole. Ed è un grande vantaggio, per noi, perché altrimenti avremmo l'impressione di trovarci nella sala macchine del *Titanic* senza tappi nelle orecchie.

La nostra scarsa attenzione introflessa ci ha probabilmente elargito, in epoca ancestrale, una maggiore attitudine alla sopravvivenza. Oggi, però, tale propensione non incrementa il benessere né garantisce la sopravvivenza. Abbiamo un bisogno assoluto di un sistema di supporto. Utilizzando dei sensori che misurano la variabilità della frequenza cardiaca, possiamo compensare la nostra incapacità di avvertire ciò che accade all'interno del corpo. Secondo lo psichiatra Gabor Maté, le risposte fisiologiche allo stress sono in realtà un indice di misurazione più adeguato della nostra reale esperienza rispetto ai comportamenti consci e osservabili.

I rilevatori ti consegnano letteralmente in mano le redini

della tua salute. Offrono una panoramica migliore del tuo bilanciamento dello stress rispetto al bagaglio di informazioni a cui, pur con tutti gli esami a sua disposizione, ha accesso il tuo medico curante. In fondo, il tuo medico deve affidarsi soltanto a misurazioni effettuate quando, nella stragrande maggioranza dei casi, tu hai già sviluppato una malattia. Con un monitor della frequenza cardiaca hai la possibilità di controllare e modulare la tua salute, anticipando la malattia e dunque riducendo notevolmente la probabilità di contrarre una patologia legata allo stile di vita. Via via che il sistema sanitario acquisisce una maggiore consapevolezza dell'importanza di questi dati, tu potrai riportarli al tuo medico, che sarà quindi facilitato nel giudicare le tue condizioni di salute. Ti avverto, però: inizialmente, il tuo medico curante potrebbe infastidirsi e non degnare di uno sguardo le tue misurazioni.

Pur essendo ormai in uso da molti anni, i rilevatori della frequenza cardiaca sono stati impiegati quasi soltanto per tracciare gli sforzi compiuti dagli atleti in allenamento e il loro percorso di forma. Per raggiungere il picco delle proprie potenzialità fisiologiche, gli sportivi professionisti devono individuare a tutti i costi il miglior equilibrio possibile tra allenamento e recupero. I monitor sono stati impiegati anche dall'esercito statunitense. Le condizioni fisiche dei soldati e l'abilità di mantenere la calma in condizioni di caos estremo possono rivelarsi cruciali nel determinare la sopravvivenza in un teatro bellico. Negli Stati Uniti e in altri Paesi, gli psichiatri hanno appurato che misurare la variabilità della frequenza cardiaca può contribuire al benessere delle persone affette da disturbi mentali. Quando la variabilità della frequenza cardiaca di un soggetto è favorevole, la terapia tende a essere più efficace e, grazie ai rilevatori, i pazienti sono in grado di intuire in anticipo un peggioramento imminente e chiedere aiuto.

La prima volta che ho visto citata l'Hrv è stata, in fondo,

poco tempo fa, nel 2019, all'interno de *Il corpo accusa il colpo*, un saggio di Bessel van der Kolk, divenuto un bestseller, sul trattamento dei traumi psicologici. La conoscenza diffusa da un ambiente di ricerca come quello da cui ha preso le mosse il libro di van der Kolk, oggi, ha creato dei benefici per tutti noi.

Ovviamente, puoi implementare nella tua routine alcune delle modifiche che ti propongo e non misurarne affatto i risultati. Tuttavia, se vuoi davvero ricavare il massimo da questo libro, dovresti fornirti dello strumento che ti permette di accedere all'attrazione principale che ho preparato per te: una spedizione guidata nel tuo sistema nervoso.

Ho passato gli ultimi tre anni a testare rilevatori della frequenza cardiaca e adesso vorrei raccomandartene alcuni, con i rispettivi pregi e difetti. Nessuno dei monitor in questione è perfetto e, per assumere il controllo del tuo sistema nervoso, non te ne puoi servire con la stessa efficienza con cui impiegheresti un Gps per trovare un percorso che ti porti a destinazione nel traffico, ma questi dispositivi sono comunque molto meglio di ciò di cui dovevamo accontentarci fino a qualche anno fa, cioè niente.

Tutti i rilevatori sfruttano la variabilità della tua frequenza cardiaca per misurare il tuo livello di stress. Le app ti danno una panoramica delle condizioni del corpo in un dato momento. Sono anche in grado di tracciare i tuoi progressi nell'arco di giorni, settimane, mesi o anni. Tuttavia, non si limitano a misurare l'Hrv. La memorizzazione dei dati in un sistema che ti rende facilmente accessibile la consultazione dei risultati generati dai cambiamenti avvenuti nel tuo stile di vita è altrettanto importante. Sul mercato ci sono vari monitor che, in base al battito cardiaco e al ritmo di respirazione, operano una stima dei tuoi livelli di stress e delle tue fasi del sonno e possono quindi venire impiegati per implementare le misure che ti consiglierò. La tecnologia evolve talmente in fretta che forse, tra qualche anno, nella corsa per migliorare l'equilibrio dello stress e il benessere ci saranno molti altri dispositivi, oltre a quelli che sto per presentarti.

Heddy Anne (63)

Sono una coach/psicoterapeuta e per vent'anni ho sempre pensato di amare il mio lavoro. Ma guardarmi entrare in modalità riposo durante una sessione con un cliente è assolutamente fantastico! Anche mentre ci occupiamo di argomenti molto difficili, c'è un'attivazione della modalità parasimpatica paragonabile a quella generata da una bella dormita! Tutto ciò dimostra l'importanza di istituire un contatto umano solido e di essere totalmente presente, con tutti i sensi diretti verso l'interlocutore. Quando sono con i miei nipoti, mi accade lo stesso. Ma non appena prendo il telefono e comincio a scorrere le notizie, lo stress aumenta.

Una panoramica su vari rilevatori

GARMIN SMARTWATCH

Il rilevatore meno costoso, oltre che il più facile da usare, è lo smartwatch Garmin (garmin.com). Per caso sei uno dei milioni di persone che l'hanno già acquistato? Questi orologi hanno una funzione incorporata in grado di calcolare i livelli di stress in base alla frequenza cardiaca. Inoltre, il carico cumulativo di stress viene misurato da un parametro chiamato *Body Battery*. La app di Garmin è semplice e intuitiva. A ogni momento, il numero del livello energetico della *Body Battery* ti darà una stima delle risorse fisiologiche a tua disposizione nel corso della giornata.

Per molti utilizzatori, i monitor della frequenza cardiaca

meno dispendiosi sono sufficienti, ma il grande vantaggio dei modelli Garmin più costosi è la loro capacità di calcolare gli sforzi compiuti durante l'esercizio fisico. Questa funzione è particolarmente utile per chi non fa moto regolarmente e dunque tende ad avere bisogno di una fase di recupero più lunga di quanto potrebbe pensare. Questi orologi forniscono anche una stima dei tuoi livelli di prestanza fisica e della tua età biologica, due tra gli indicatori fondamentali della tua salute futura. L'età biologica, che rappresenta la tua condizione individuale per quanto riguarda il legame tra benessere e invecchiamento, non si rispecchia necessariamente nell'età anagrafica.

Un grande vantaggio pratico degli orologi Garmin consiste nella possibilità di impostarlo in modo tale che ti basti premere un pulsante per leggere i tuoi livelli di stress in tempo reale. Quindi potrai, per esempio, fare una breve pausa per riprendere fiato e registrare immediatamente l'impatto fisiologico di questa piccola interruzione, oppure osservare quanto ci vuole perché lo stress si riduca dopo un allenamento, una situazione tesa o un pasto abbondante, per poi osservarne l'effetto sul *body budget*.

Tutte le persone nel mio gruppo sperimentale hanno usato gli orologi Garmin e, tra le pagine di questo libro, potrai leggere le loro testimonianze.

Ho provato anche degli orologi che, come Apple Watch, Polar e Huawei, competono nella stessa fascia di mercato di Garmin, ma per il momento restano sprovvisti delle misurazioni grafiche, utili ed estremamente pratiche per l'utente, dei livelli di stress e della *Body Battery*. Tuttavia, molti di questi orologi rilevano la variabilità della frequenza cardiaca, la qualità del sonno e i livelli di stress e possono certamente venire impiegati per implementare le misure consigliate in questo libro.

VALORI ENERGETICI CONSIGLIATI PER LA *BODY BATTERY*

Ti consiglierei di cercare di portare il valore della *Body Battery* almeno sull'80 al mattino e non sotto il 20 la sera (la scala va da 5 a 100), per quasi tutti i giorni della settimana. Se il tuo sistema nervoso è in sovraccarico da molto tempo, oppure si trova in una situazione particolarmente spossante, raggiungere simili livelli potrebbe rivelarsi arduo. Ma è proprio in simili circostanze che impegnarsi per migliorare i propri parametri porta i maggiori benefici.

Se la mattina al risveglio la *Body Battery* non supera quasi mai il 40 e nel pomeriggio o la sera ti ritrovi a 5, io lo prenderei come un avvertimento e ti consiglierei vivamente di implementare con grande cura le dritte presenti in questo libro. Se ciononostante i tuoi livelli di energia restano invariati, ti conviene contattare un medico per accertarti di non essere affetto da qualche malattia.

OURA RING

Un'altra valida opzione è Oura Ring (ouraring.com). Pur essendo un po' meno economico dei modelli Garmin più a buon a mercato, è uno strumento particolarmente efficace per registrare la qualità e le fasi del sonno. L'Oura Ring mostra anche un punteggio di recupero, in grado di dirti se sei pronto o meno per una giornata impegnativa. Ogni mattina puoi guardare i parametri sull'app e, in base ai risultati, scegliere in maniera più consapevole come strutturare le attività che ti attendono e decidere, per esempio, se concederti varie brevi pause o fare una corsetta extra. Magari sarebbe meglio rimpiazzare con un analcolico la solita birra del venerdì sera, appena uscito dall'ufficio, per poi andare a dormire un po' prima del solito…

L'Oura Ring misura anche i tuoi livelli di attività e, quando sei seduto da troppo tempo, ti consiglia di alzarti e muoverti un po'. Un minuto di corsa da fermo o di camminata sul posto potrebbe bastare. Questa è un'eccellente alternativa per chi non è interessato a seguire i propri livelli di stress nel corso della giornata. Un grande vantaggio di questo dispositivo è la possibilità di connettere le cuffie o gli auricolari, per poi attingere da un'ampia selezione di rumori naturali, esercizi di respirazione e meditazioni guidate. L'Oura Ring fornisce anche un valore per indicare il mutamento della variabilità della frequenza cardiaca a riposo. Inoltre, registra la variabilità media della frequenza cardiaca durante il sonno.

L'anello ti fornirà, ogni mattina, un buon quadro d'insieme delle tue condizioni fisiologiche e dispone anche di un rilevatore rudimentale dello stress giornaliero, su cui però non è facile capire quali fattori influiscano. In sostanza, l'Oura Ring ti mostra l'estratto bancario complessivo ma non i vari movimenti nei singoli conti. Se hai già un orologio e non vuoi rimpiazzarlo, se non hai intenzione di portare l'orologio durante la notte o se temi che a forza di controllare i parametri durante la giornata finiresti per non pensare ad altro, l'Oura Ring è un'ottima opzione.

VALORI CONSIGLIATI PER L'OURA RING

Sia per la prontezza sia per il sonno, quasi tutti i giorni della settimana dovresti totalizzare un punteggio minimo di 80. Se in entrambe le categorie hai un valore che si aggira intorno al 60, io lo considererei un segnale di allarme e ti consiglierei di seguire attentamente le misure proposte in questo libro. Se ciononostante i punteggi non dovessero migliorare, fatti visitare da un medico.

WHOOP BAND

La fascia Whoop è un dispositivo indossabile per il fitness e la salute che si porta al polso (whoop.com). In realtà, con gli indumenti intimi e il vestiario sportivo Whoop puoi indossare il rilevatore senza renderlo visibile a nessuno. Con Whoop paghi un'iscrizione annuale e quindi, se lo utilizzi a lungo, ti costerà più di quello che spenderesti comprando un orologio o un anello una tantum. Tuttavia, Whoop fornisce agli utenti iscritti al servizio un miglior livello di interattività e le informazioni che inserisci vengono raccolte e memorizzate. Whoop ti invia dei resoconti settimanali e mensili in cui stabilisce l'influenza esercitata sulla tua salute dai cambiamenti implementati nel tuo stile di vita.

La specialità di Whoop consiste nel mettere a confronto i valori del recupero mattutino con i livelli di stress rilevati durante la giornata, per poi consigliarti quanto esercizio fisico e sforzo compiere. Whoop fornisce anche delle valutazioni molto precise sul sonno e, in base ai tuoi livelli aggiornati di attività, ti indicherà esattamente quanto hai bisogno di dormire. La app di Whoop contiene un rilevatore dei tuoi livelli di stress, in scala da 0 a 3, nelle ultime 12 ore. Per chi ha già un orologio e non vuole smettere di usarlo, le Whoop Band sono una buona alternativa agli Oura Ring.

Anche se doveste poi scegliere di acquistare un altro monitor, potrete comunque sfruttare la conoscenza accumulata sia sul sito di Whoop sia nelle varie puntate del podcast del marchio.

VALORI CONSIGLIATI PER WHOOP

Per la maggior parte dei giorni della settimana, il punteggio di recupero dovrebbe essere nella zona verde. Se ti ritrovi spesso in zona rossa, ti consiglierei di prenderlo come un monito e dunque di seguire attentamente le misure proposte in questo libro. Se ciononostante il punteggio non dovesse migliorare, ti conviene contattare un medico.

SMARTWATCH E TRACKER FITBIT

Il Fitbit è un altro rinomato tracker per la salute e le attività. Pur non mostrandovi le vostre riserve di energia con la stessa chiarezza visiva della *Body Battery* di Garmin, PurePulse di Fitbit è stato uno dei primi dispositivi indossabili in grado di misurare la frequenza cardiaca, i cui valori sono consultabili nella schermata Parametri Salute della app. Iscrivendovi a Fitbit Premium, ricevete il *Daily Readiness Score* (Punteggio di prontezza quotidiana), che mette a confronto i vostri impegni, i livelli di sonno e le misurazioni Hrv più recenti con il vostro storico, per poi consigliarvi di prediligere l'esercizio fisico (nelle giornate contraddistinte da valori più alti, nella fascia 50-70) oppure il recupero (nelle giornate con valori più bassi, sotto il 30).

SMARTPHONE

Per compiere delle brevi misurazioni, si può usare lo smartphone, cioè utilizzare contemporaneamente la fotocamera e la funzione torcia per registrare la variabilità della frequenza cardiaca. Vai su App Store (iPhone) o su Google Play (Android) e cerca: fotocamera variabilità frequenza cardiaca. Compariranno varie opzioni. Hrv4Training (hrv4training.com) funziona bene, ma non ho testato le alternative. Con lo smartphone, sei in grado di scattare una sorta di istantanea del sistema nervoso e ripetere la misurazione più volte nel corso della giornata. Il problema di un tale approccio, naturalmente, è che non puoi tenere traccia dei risultati, né compiere misurazioni durante il sonno. Tuttavia, con questo metodo hai la possibilità di lavorare alle varie fasi di questo libro e, impiegando il tuo telefono come dispositivo di misurazione, non spendi nulla.

La tua schermata fisiologica

Scusa, ma non sarà stressante tenere traccia dello stress?

Molte persone si chiederanno se, ad avere sempre gli occhi fissi sui rilevatori, non si rischia di impazzire. Secondo me, no. Siamo già quasi tutti abituati a seguire le notizie online e a ricevere aggiornamenti su tutto, dalle tragedie internazionali alle tresche dei vip. Simili eventi esulano completamente dalla nostra capacità di controllo. Sui resoconti che invece provengono dall'interno del nostro corpo, possiamo esercitare un'influenza diretta.

All'inizio, è come imparare a guidare. Devi concentrarti per guardare regolarmente negli specchietti, osservare i cartelli stradali e ricordare chi ha la precedenza: tu o la Volvo sfrecciante alla tua destra. Ma quando ci prendi un po' la mano, dopo aver macinato alcune centinaia di chilometri, guidare diventa un processo quasi automatico. Puoi ascoltare un podcast o riflettere su una questione intricata e, prima di rendertene conto, hai guidato senza farci caso per ore. A mio avviso, ti succederà la stessa cosa con la registrazione della variabilità della frequenza cardiaca. Dopo un po', scattare una panoramica delle condizioni del tuo corpo diventerà banale come sapere più o meno quanto denaro hai sul conto corrente, quanto spendi all'incirca facendo la spesa e come raggiungere un luogo sconosciuto usando il Gps.

Magari dubiti di riuscire a tenere a mente i punteggi e i numeri. Be', eccoti un piccolo test. Quando viaggi a ottanta chilometri all'ora, sei capace di tenere sotto controllo la schermata sul cruscotto? Procedendo a tale velocità, sei in grado di dare una sbirciata al tachimetro o al Gps, o di accertarti di avere ancora abbastanza benzina nel serbatoio per arrivare a destinazione? Se la tua risposta è sì, allora non preoccuparti.

Tenendo d'occhio il cruscotto, possiamo adattare la velocità al contesto in cui ci troviamo. Quando siamo di fretta, sarebbe meraviglioso mantenere una velocità di crociera di centocinquanta chilometri all'ora, ma così facendo metteremmo in pericolo noi stessi e gli altri. Se procediamo sempre a una velocità fisiologica di centocinquanta all'ora, costituiamo un pericolo, oltre che per noi stessi, per gli altri. In realtà, molti stati di stress sono dovuti alla necessità di relazionarsi costantemente con persone a loro volta affette da disequilibrio. Un parente frustrato, stressato e mentalmente esausto tende a rendere stressati anche i suoi cari. Spesso sorge la tentazione di provare a cambiare la persona in questione. Ma non funziona quasi mai. Ritrovarsi attorniati da fattori di stress esulanti dal proprio controllo rende assolutamente fondamentale concentrarsi sugli elementi su cui invece si può esercitare un certo impatto.

Come per guidare senza arrecare danni a noi stessi e agli altri non occorre essere dei piloti perfetti ma basta disporre di una certa abilità, così dobbiamo diventare buoni autisti del sistema nervoso. Non bisogna inseguire l'equilibrio perfetto. Non soltanto perché è impossibile – nessuno sa davvero dove stia il punto esatto di equilibrio – ma perché dimostrare una certa competenza sarà più che sufficiente. Considera pure l'impiego di un rilevatore alla stregua di un metodo per rimanere sulla strada... anche se ogni tanto fai una piccola sbandata, eviterai almeno di oltrepassare le linee continue e finire nel fosso.

In quest'ottica, l'aspetto davvero essenziale consiste nel rimuovere i comportamenti dannosi per la salute. Proprio come un pedone si sente più al sicuro se gli automobilisti seguono il codice della strada, quando abbiamo a che fare con persone il cui sistema nervoso e il cui *body budget* sono in armonia, ci sentiamo meglio.

Melina (41)

Per farti un'idea dell'influenza esercitata su di te da varie situazioni, indossa il monitor piuttosto spesso. Consideralo come un modo di scoprire te stesso o di imparare a farti da guida, non come una gara votata a ottenere il punteggio più alto possibile. Non stressarti, non credere di dover tenere conto di tutti i valori e di tutti i dati di ogni singolo giorno. Procedi con il tuo ritmo!

Alla lunga, non dovrai più nemmeno tenere traccia dei dati. Imparerai quand'è il momento giusto per dare una controllata ai tuoi valori. Apporta piccoli cambiamenti e osserva se hanno o meno una ricaduta sulla qualità del sonno, i livelli di stress eccetera.

Da uno stato di letargia e stress a una sovrabbondanza di energia e pace mentale

Anche se istituendo un buon equilibrio fisiologico ridurrai il rischio di contrarre tutta una serie di malattie, questo libro mira anche a creare in te una sovrabbondanza di energia da dedicare alla tua vita quotidiana nel qui e ora. Un tale surplus migliora la tua abilità di affrontare nuove sfide e di gestire e sfruttare le opportunità che ti si presentano. In un certo senso, una fisiologia ben calibrata è come un frutto fresco: il supplemento di energia che ricaviamo da una bella dormita può «svanire» dopo appena due giorni e nel giro di un mese la forza muscolare rischia di ridursi notevolmente. Se remiamo contro la nostra fisiologia, siamo destinati al fallimento.

Essere in equilibrio e godere di un surplus di energia ti fornisce la robustezza interiore e la forza di volontà necessarie per gestire come meglio credi la tua esistenza. Quando ti senti a terra, è difficile trovare la determinazione per compiere scelte positive. Così, aumenta il rischio di ritrovarsi in deficit energetico. Comincia una spirale viziosa discendente. Quando le energie scarseggiano, una delle prime facoltà a cedere è la forza di volontà, che è strettamente legata alla variabilità della frequenza cardiaca. Degli studi hanno dimostrato che le persone con una più alta variabilità della frequenza cardiaca fanno meno fatica a resistere alle tentazioni. Tali dati sono emersi da test effettuati sulle reazioni di soggetti alcolizzati. Il coefficiente Hrv si è dimostrato un fattore in grado di predire quali degli ex alcolizzati, appena tornati a un regime di sobrietà, sarebbero stati i primi a cedere alla smania di farsi un bicchiere. Per ottimizzare la nostra forza di volontà, dobbiamo essere in uno stato in cui il battito rallenta e la variabilità della frequenza cardiaca aumenta. In tali condizioni, ci sentiamo in equilibrio e concentrati e siamo in grado di prendere decisioni ben ponderate. Gli individui con una maggiore variabilità della frequenza cardiaca si dimostrano più capaci di ritardare la gratificazione, reggere lo stress, ignorare le distrazioni ed esercitare l'autocontrollo.

Ricorda di essere paziente con te stesso. L'impazienza è spesso il peggior difetto di chi tende a sovraccaricarsi di lavoro. Le persone di questo tipo vogliono recuperare e stare bene nel minor tempo possibile e i lenti miglioramenti alla salute li frustrano come non mai. Nessuno, tuttavia, è in grado di imporre al proprio corpo una condizione di recupero e riposo nello stesso modo in cui possiamo mobilitare le nostre risorse per compiere un arduo sforzo. In questo caso, dobbiamo limitarci a facilitare le condizioni favorevoli a un eventuale recupero. Per fortuna, però, la pazienza è una virtù affinabile e, mentre attendi che il tuo benessere migliori, puoi cominciare a esercitarla. Sentiti libero di impratichirti nella tua quotidianità. Attendi con ansia l'occasione giusta, al supermercato, nel traffico, al telefono, oppure – la mia preferita – all'aeroporto.

Pensa che imparare a gestire la tua fisiologia è come imparare a suonare il violino. Se progredire troppo lentamente ti infastidisce, rifletti: quanto tempo ci vuole per diventare abbastanza bravi da suonare Bach e Beethoven davanti a una platea numerosa? Quando ti renderai conto che il tuo corpo è uno strumento ben più complesso di un violino, ti congratulerai con te stesso per ogni piccolo passo compiuto nella direzione giusta. Anch'io, dopo ormai tre anni che osservo attentamente il mio sistema nervoso, continuo ad apprendere cose nuove ogni giorno. Naturalmente, auguro a te e a chiunque altro un percorso il più rapido possibile verso la guarigione e un maggior livello di benessere, ma in realtà ciò che conta davvero sarà la tua condizione di salute tra sei mesi e per il resto della tua vita.

Il problema è che siamo tutti abituati a ottenere risultati rapidi. Ordiniamo un prodotto online e l'indomani ce lo recapitano a casa. Ci viene un dubbio su un argomento e, quasi nello stesso istante in cui sorge il pensiero, Google ci fornisce la risposta. Nei film, i problemi della vita si risolvono nel giro di due ore. Nel mondo reale, però, anche piccoli cambiamenti possono richiedere molto tempo. L'effettiva decisione di cambiare, tuttavia, spesso avviene all'improvviso... E il semplice fatto di aver scelto di cambiare è di per sé un grande passo. Quindi, anche se la distanza tra il luogo in cui ti trovi e la destinazione sembra immensa, adesso che hai imboccato il percorso della guarigione puoi dire a te stesso, per incoraggiarti, che sei esattamente dove dovresti essere!

Consigli di lettura

The Power of Patience: How This Old-Fashioned Virtue Can Improve Your Life, M.J. Ryan

La forza di volontà: Perché è importante e cosa puoi fare per migliorarla, Kelly McGonigal

Siri (44)

Il mio rilevatore della frequenza cardiaca vale tanto oro quanto pesa. Lo stress e la carenza di sonno mi avevano portato al burn-out e quando, nel gennaio del 2021, presi il Covid, il mio intero organismo subì un crollo, poi aggravatosi ulteriormente, di lì a un anno, con la variante Omicron, di cui sto ancora scontando i sintomi a lungo termine.

Il monitor della frequenza cardiaca con la *Body Battery* mi indica, con una cifra, quanta energia ho a disposizione durante la giornata. Questo dato combacia molto bene con il modo in cui mi sento. Durante il primo periodo in cui utilizzavo il rilevatore, la *Body Battery*, già nel tardo pomeriggio, spesso si attestava sul 5 o sul 6. Mi sono resa conto di dover prestare attenzione a quando scende sotto il 20, perché poi mi stanco, divento irritabile, perdo la pazienza e rischio di prendermela con chi mi capita a tiro. Dovrei soltanto rilassarmi, dedicarmi ad attività gradevoli, come la pratica della mindfulness o la lettura di un libro. Dopo aver toccato con mano le conseguenze di ciò che faccio nell'arco della giornata, sono migliorata molto su questo fronte.

Per quanto riguarda il sonno e l'igiene del sonno, ero già quasi un'esperta, ma del resto crediamo sempre di sapere già tutto, no? Con l'orologio puoi osservare direttamente gli effetti delle misure adottate e dunque è molto più facile instaurare dei cambiamenti. Realizzai quasi subito che la mia qualità del sonno si stava deteriorando a causa dei troppi impegni. Il rilevatore della frequenza cardiaca e le mie letture sull'argomento mi hanno aiutato a muovermi finalmente nella direzione giusta, dopo anni di frustrazione e di stress cronico, due questioni molto legate alla mia vita famigliare. Pur dovendo fare i conti con fattori sui quali non posso esercitare un pieno controllo, noto, anche grazie all'orologio, un miglioramento generale. Nel complesso, mi sforzo troppo e non sono particolarmente brava a rilassarmi, a recuperare e a fare delle pause. E mi sto ormai rassegnando al fatto che le cene tardive, l'esercizio fisico e l'alcol mi peggiorano il sonno.

Ultimamente, sono riuscita ad andare a dormire con la *Body Battery* sopra il 20. Mentre prima spesso mi svegliavo al mattino con valori tra il 40 e il 50, oggi non di rado mi capita di arrivare a una cifra tra il 70 e l'80. Mi resta ancora molta strada da fare, ma i numeri sono positivi e penso che i cambiamenti importanti che sto implementando nel mio stile di vita mi aiuteranno a essere più in forma.

LA PRATICA

Grazie per la pazienza di cui hai dato prova leggendo tutta la teoria che ti ho presentato! Ora che – si spera – i tuoi dubbi sono stati almeno in parte chiariti, eccoci finalmente pronti a partire per questa spedizione. Se non ti senti ancora pronto, va benissimo, perché in fondo questo non è affatto necessario. In base alla mia esperienza, direi che è utile cominciare prima di essere pronti, altrimenti non si inizia mai, te lo dice uno che un tale problema l'ha vissuto sulla propria pelle. La cosa più importante è partire: una volta in viaggio, si possono fare degli aggiustamenti. Quindi, prendi l'Oura Ring, l'orologio Garmin, la Whoop Band o il Fitbit, oppure scarica l'app Hrv e tira fuori il cellulare. Il primo passo è il più importante.

Benvenuto in questa spedizione! Il tuo benessere, la tua forza di volontà, la tua salute fisica e mentale stanno per essere rinnovati! Allaccia la cintura, leva il freno a mano e reggiti il cappello!

Scopri il tuo punto di partenza

Conviene iniziare con un po' di orientamento alla realtà. Ti consiglio di compiere una stima della tua situazione attuale. Non appena scopri dove ti trovi, diventa più facile intuire la distanza che ti separa dall'obiettivo. È come servirsi di una mappa digitale per decidere quale strada imboccare: solo dopo che inserisci il punto di partenza e la meta, ti si svela il percorso. Ognuno di noi ha un punto di partenza e una destinazione diversi. Per iniziare il processo di recupero, non devi per forza riempire i questionari presenti nelle prossime pagine, ma farlo potrebbe esserti di grande aiuto.

Se sei esausto, depresso, hai dei dolori o altri disturbi fisici, allora ti consiglierei di andare prima dal tuo medico di base per accertarti che il tuo malessere non sia il sintomo di una patologia che va curata. Qui sotto ho elencato tutti gli esami che chiunque dovrebbe fare.

Esami medici consigliati

Pressione arteriosa: sentiti libero di acquistare un rilevatore della pressione arteriosa. Molte persone, quando misurano la pressione nell'ambulatorio del medico, mostrano valori più alti rispetto a quelli che manifestano nella quotidianità e perciò un rilevatore casalingo tenderà a darti dei livelli più bassi. Se prendi dei farmaci per la pressione potrai poi, stando ai risultati delle tue misurazioni a casa, diminuirne il dosaggio prescritto dal medico. Molti pazienti temono che misurarsi la pressione da soli a casa li renderà più stressati, ma nella mia esperienza è l'esatto contrario. Più le persone si sentono in grado di gestire la situazione, più si rilassano.

Esami del sangue:

(Sii consapevole che, anche se i tuoi valori di vitamina B12, vitamina D, acido folico e ferritina sono nella norma, puoi comunque mostrare sintomi di carenza. Il livello ottimale per la tua salute può essere ben più elevato della fascia inferiore della norma. Consulta il tuo medico.)

Vitamina B12: il valore dovrebbe attestarsi sopra il 400. Un valore inferiore potrebbe indicare una carenza

Acido folico

Metabolismo: Ft4 e Tsh

Vitamina D: il valore dovrebbe attestarsi sopra l'80. Un valore inferiore potrebbe indicare una carenza

Ferro: i livelli di ferritina dovrebbero attestarsi sopra il 50. Un valore inferiore potrebbe indicare una carenza

Velocità di eritrosedimentazione (Ves)

Glicemia a digiuno: preferibilmente meno di 6 mg/dl

Glicemia a lungo termine (HbA1c): preferibilmente meno di 42

Hanne (32)

Una mia amica soffre di carenza cronica di vitamina B12 e, per mantenerla a livelli normali, deve farsi delle iniezioni. Ha scoperto un'evidente correlazione tra la *Body Battery* e i valori di B12 prima e dopo le iniezioni. Un tempo, tra una somministrazione e l'altra faceva passare troppo tempo, oggi invece, per capire quando farsi un'iniezione, le basta controllare la *Body Battery*.

QUESTIONARIO SULLA SALUTE

Questo breve questionario ti mostrerà il tuo attuale stato di salute. Rispondi nuovamente al questionario dopo aver completato questo libro, usando però una penna di colore diverso, per rilevare i cambiamenti che nel frattempo avranno avuto luogo.

Stati fisici e mentali

Scala: quanto spesso senti di avere...

0 = mai, 1 = quasi mai, 2 = a volte, 3 = spesso, 4 = molto spesso.

Cerchia il numero più adatto a descrivere le tue condizioni attuali.

Stati mentali positivi

Buona forza di volontà:	0 1 2 3 4
Pace mentale:	0 1 2 3 4
Pazienza:	0 1 2 3 4
Giornate significative:	0 1 2 3 4
Abbondanza di energia:	0 1 2 3 4
Percezione di controllo sulla tua quotidianità:	0 1 2 3 4
Gioia di vivere:	0 1 2 3 4
Stress positivo/sentirsi attivi e impegnati:	0 1 2 3 4
Entusiasmo:	0 1 2 3 4
Totale:	________

Stati mentali negativi

Irritazione:	0 1 2 3 4
Rabbia:	0 1 2 3 4
Senso di solitudine:	0 1 2 3 4
Tristezza:	0 1 2 3 4
Stress negativo:	0 1 2 3 4
Preoccupazione:	0 1 2 3 4
Ansia:	0 1 2 3 4
Totale:	______________

Sintomi fisici

Mal di testa:	0 1 2 3 4
Dolori fisici:	0 1 2 3 4
Disturbi digestivi:	0 1 2 3 4
Rash cutanei:	0 1 2 3 4
Spossatezza:	0 1 2 3 4
Sintomi di malattia cronica:	0 1 2 3 4
Vertigini:	0 1 2 3 4
Totale:	______________

Capacità fisica

Scala: 0 = debole/scarso, 1 = piuttosto debole/scarso, 2 = discreto, 3 = piuttosto forte/buono, 4 = molto forte/buono

Cerchia il numero più adatto a descrivere le tue condizioni attuali.

Forza muscolare degli arti superiori:	0 1 2 3 4
Forza muscolare degli arti inferiori:	0 1 2 3 4
Forma:	0 1 2 3 4
Equilibrio:	0 1 2 3 4
Agilità:	0 1 2 3 4

Flessibilità:	0 1 2 3 4
Totale:	______

Fattori legati allo stile di vita

Scala: 0 = molto insoddisfatto, 1 = insoddisfatto, 2 = abbastanza soddisfatto, 3 = soddisfatto, 4 = molto soddisfatto

Cerchia il numero più adatto a descrivere le tue condizioni attuali.

Qualità del sonno:	0 1 2 3 4
Livello di stress:	0 1 2 3 4
Capacità di riposo:	0 1 2 3 4
Bilanciamento attività/esercizio fisico:	0 1 2 3 4
Dieta:	0 1 2 3 4
Consumo di alcol:	0 1 2 3 4
Totale:	______

Come cambiare le cattive abitudini

Nei seguenti capitoli imparerai come cambiare le abitudini, soprattutto quelle sorte da schemi comportamentali che ti accompagnano da sempre e che dunque sembrano ineludibili e incorporate nella tua personalità. Io stesso pensavo, come del resto mi avevano spiegato, che fosse quasi impossibile cambiare le abitudini e che le abitudini negative andassero quindi semplicemente accettate. Credevo che il grasso accumulato attorno al punto vita fosse una conseguenza inevitabile dell'invecchiamento e che la mia personalità fosse invariabile. Tuttavia, nel corso degli ultimi cinque o sei anni, sono riuscito ad alterare completamente il mio stile di vita, con enormi conseguenze sul mio benessere psicofisico. Nel prosieguo di questo libro, ti racconterò più nel dettaglio la mia trasformazione. Se io sono riuscito a cambiare, puoi farcela anche tu. Pur non essendo avvenuti in un batter d'occhio, questi cambiamenti sono comunque stati più facili da implementare di quel che si potrebbe pensare. Il primo comandamento da seguire è smettere di ascoltare chi ti di dice che è difficile. Nel mio caso, una volta smesso di credere che fosse arduo, cambiare è diventato molto più semplice.

Il grande vantaggio arrecato dalla messa a punto di una buona abitudine è che, prima o poi, sarà in grado di rimpiazzare la forza di volontà. Impiegare la forza di volontà ci fa consumare energia e, a ogni decisione che prendiamo, il serbatoio di volontà si assottiglia. Più risposte intelligenti a varie situazioni, nel corso della tua giornata, proverranno dalla sfera delle «abitudini», più sarai in grado di risparmiare forza di volontà, per poi sfruttarla per affrontare altre sfide. Ecco il paradosso: la forza di volontà è necessaria per cambiare le tue abitudini, che è un processo che a sua volta ridurrà il dispendio di forza di volontà. Ma non appena sarai entrato nel flusso positivo, ogni passo nella giusta direzione sarà rafforzato e incrementerà le tue risorse. Formare una buona abitudine nuova ti renderà più semplice sbarazzarti delle cattive abitudini.

Non devi necessariamente alterare del tutto le tue abitudini: spesso è sufficiente aggiustarle. Sei in grado di dormire un po' meglio, mangiare cibo un po' più sano, essere un po' meno stressato, fare un po' più di esercizio fisico, bere un po' meno alcol e riposare un po' di più? Se rimuovi dall'ambiente che frequenti alcune tentazioni, allora forse puoi risparmiare le energie che consumeresti nello sforzo di non cedervi... Spesso sono proprio i piccoli cambiamenti ad avere le conseguenze più significative e il valore combinato di tutti questi miglioramenti minimali è sufficiente per fare la differenza!

Anita (58)

Sii paziente e fa' una cosa alla volta. Ci vuole tempo per prendere dimestichezza con i vecchi schemi di comportamento, quelli davvero incistati. Non si tratta di un rimedio rapido, ma di un cambiamento nel tuo stile di vita.

12 consigli per cambiare davvero il tuo stile di vita

Per acquisire il controllo del nostro fossile interno, dobbiamo fare in modo di sfruttare appieno l'aiuto del nostro intelletto, del lobo frontale. Qui sotto trovi le più importanti tecniche di coping per apportare cambiamenti duraturi nel tuo stile di vita.

1. **Accetta le cose come sono.** Rimuginare su un'ingiustizia commessa nei tuoi confronti ti sottrae energia e ti impedisce di guardare al futuro. Quando accetti la situazione per quello che è, liberi energie che possono essere impiegate per il recupero e la guarigione.
2. **Sii grato.** Provare un senso complessivo di gratitudine per ciò che si ha aumenta la probabilità di ricevere altri doni, in futuro, di cui essere grati.
3. **Poniti degli obiettivi** che siano concreti, misurabili, raggiungibili e che, se possibile, prevedano una scadenza temporale.
4. **Sfrutta nella maniera migliore le difficoltà che incontri** e usale per imparare e crescere.
5. **Sentiti responsabile.** Sentiti responsabile al cento percento di tutto ciò che ti accade. Di ogni minimo dettaglio. È così che ci si riprende il controllo della propria vita, strappando-

lo a quello delle circostanze esterne, senza più aggrapparsi ad alcuna scusa.

6. **Impara dagli errori.** Riconosci l'importanza degli errori, che contribuiscono ad avvicinarti al tuo obiettivo (l'importante è imparare dagli errori). Per poter compiere mosse azzeccate, bisogna avere il coraggio di sbagliare.

7. **Cogli l'attimo.** Sii presente nel qui e ora, con tutto te stesso. Quando le vedi, afferra le opportunità al volo.

8. **Rinuncia a inseguire la perfezione.** Essere abbastanza bravi è più che sufficiente. Se affronti le circostanze con un simile atteggiamento, avrai maggiori opportunità e otterrai di più dalla vita.

9. **Preparati ai colpi di fortuna.** Quando la preparazione si unisce all'opportunità, scatta la fortuna. La sfortuna si accanisce sulle persone disattente e impreparate, che ignorano le opportunità o le scorgono solo dopo essersele lasciate sfuggire.

10. **Trova un significato in ciò che fai.** Qual è l'impresa più significativa a cui puoi dedicare la tua vita?

11. **Componi la tua vita.** Che cosa vorresti avere in misura maggiore nella tua vita? A che cosa puoi rinunciare? Dedica tempo ed energie a ciò che ti arricchisce, non a ciò che ti consuma.

12. **Segui i tuoi sogni.** La vita è troppo breve per sprecare le giornate trascorrendole in maniera piatta e monotona. Trasforma ogni giorno in una festa e parti all'avventura… e, se possibile, porta qualcuno con te!

Oltre che a cambiare il tuo stile di vita, questi dodici consigli possono aiutarti ad affrontare meglio le sfide dell'esistenza. La pace mentale, la resilienza e la capacità di sopportazione, che avrai sviluppato attraverso la loro applicazione, ti porteranno lontano.

Come sai, sono un amante della fotografia e, nel corso degli anni, avendo tenuto laboratori in tutto il mondo, ho imparato che i migliori fotografi hanno due metodi per migliorare: o compiono passi da gigante, oppure passettini da topo. Chi fallisce sempre conosce soltanto il primo metodo. Certo, ogni tanto bisogna fare un passo da gigante, impegnarsi a fondo o tentare un'impresa spaventosa, ma l'aspetto in assoluto più importante consiste nel compiere dei piccoli passi avanti. Questi passettini da topo, apparentemente insignificanti ma orientati nella direzione giusta, sono la base del successo.

Le piccole decisioni giuste di ogni giorno sono semplici da prendere ma anche da trascurare. Se le analizziamo una per una sembrano quasi invisibili, sia per noi sia per gli altri. Ma con il passare del tempo, possono innescare una reazione a valanga nota come effetto combinato. Con il tempo, le piccole scelte comode ti indeboliranno e ti faranno sentire male e le piccole scelte scomode incrementeranno la resilienza e, nel lungo termine, creeranno una forma diversa di agio.

È dimostrato che, nel determinare la qualità complessiva della vita di un individuo, la gentilezza e la compassione nei confronti di sé stessi sono più importanti della sicurezza di sé. Se sei il genere di individuo che al primo errore se la prende con sé stesso, sappi che, così facendo, diminuisci le tue probabilità di riuscire e di stare bene. È importante imparare a sostenersi. Sii il tuo migliore amico, sii il tuo primo assistente! Non hai bisogno di uno stipendio, sei sempre nei paraggi e sei motivato a mettercela tutta. Molti miei pazienti hanno un pessimo assistente interiore. La voce nella testa ripete loro che non valgono nulla, che non ce la faranno mai, che la situazione continuerà a peggiorare, che non sono abbastanza bravi, che non si meritano di migliorare e che farebbero meglio ad arrendersi.

Se ti accorgi di essere anche tu alla mercé di simili schemi mentali, prendilo come un segnale del fatto che, per affrontare questo percorso di recupero, ti servirà un partner. Tali forme di pensiero sono false e possono essere modificate, ma tu nel frattempo hai bisogno di avere al tuo fianco una persona onesta, che voglia il meglio per te e abbia il coraggio di fornirti un appiglio, un alleato empatico e responsabile.

Consigli di lettura

Il potere delle abitudini. Come si formano, quanto ci condizionano, come cambiarle, Charles Duhigg

Atomic Habits: Piccole abitudini per grandi cambiamenti, James Clear

Heddy Anne (63)

Ormai ho davvero imparato a prendermi cura un po' meglio della mia salute. Ho sempre pensato di essere responsabile di me stessa, ma adesso forse, per certi versi, mi è diventato più facile assumermi tale responsabilità.

Un trucchetto per iniziare

Se, non appena si parla di apportare dei cambiamenti alla tua vita, ti viene l'impulso di ripetere banalità come «le vecchie abitudini non muoiono mai», «è più semplice dirlo che farlo» e «parlare è facile», allora ti darò un consiglio. Scrivi questi cliché, ognuno su un foglietto diverso. Appallottolali assieme e buttali nel cestino. Sono proprio simili punti di vista errati, embricati a fondo nella tua personalità, a sabotare l'intero processo di cambiamento. Sostituiscili con affermazioni positive quali «la pratica rende perfetti», «un passo alla volta» e «chi cerca trova». Ricorda che, qualunque cosa tu dica a te stesso, poi tende ad avverarsi.

Breve panoramica sulle fasi della spedizione

Per molte persone, me compreso, acquisire tutt'a un tratto una comprensione delle condizioni del proprio sistema nervoso genera un grande choc. Quindi, sarà meglio procedere con calma. Durante le prime due settimane di spedizione, continua pure a fare esattamente la stessa vita di sempre. Cerca di accettare il fatto che il tuo stile di vita esprime l'attuale funzionamento del tuo sistema nervoso. Appuntati delle osservazioni interessanti o dei dati sorprendenti e prendi nota di quali rilevamenti vorresti modificare oppure mantenere ma, per il momento, non apportare alcun cambiamento.

Ti potrebbe tornare utile tenere un diario oppure, ancora meglio, un'agenda medica, per mettere a confronto la qualità del sonno e gli sforzi compiuti durante la giornata con i numeri rilevati dal tuo monitor. Mentre studi la parte teorica e analizzi la tua situazione, forse identificherai un ambito, o alcuni ambiti, in cui ti ritrovi particolarmente in difficoltà. Forse è proprio in tali contesti che dovresti operare i primi cambiamenti… O magari preferiresti concentrarti su un aspetto che, richiedendo meno fatica, ti consentirebbe maggiori chance di riuscita? Alcune persone amano acclimatarsi gradualmente e altre buttarsi subito nella mischia. Scegli pure l'approccio che ti aggrada di più!

I capitoli di questo libro sono stati ordinati in base alla rilevanza degli argomenti trattati, secondo la mia esperienza di medico, per la maggioranza degli individui. A mio avviso, dedicando due settimane a ogni fase faresti un buon uso del tuo tempo. Tuttavia, non esitare ad affrontare i capitoli nell'ordine e con il passo che senti più consoni. Pur non avendo ancora raggiunto appieno l'obiettivo su cui è incentrato un capitolo, puoi passare alla fase successiva, anche perché, date le infinite connessioni tra fisiologia e sistema nervoso, in un capitolo successivo potresti rinvenire la soluzione di un problema in cui ti sei imbattuto precedentemente.

Emilie (31)

I numeri della *Body Battery* mi hanno fatto realizzare in maniera totalmente nuova quanto tutto sia interconnesso! Il giorno e la notte si influenzano e molte piccole scelte, che compio durante la giornata, generano grandi conseguenze. Una simile comprensione costituisce la base per trovare la forza necessaria per cambiare.

13 fattori che influenzano il body budget

Le cinque fasi fondamentali:

1. Sonno
2. Stress
3. Movimento ed esercizio fisico
4. Riposo attivo
5. Pasti e dieta
6. L'ippopotamo: l'alcol

In aggiunta, ci sono delle fasi che riguarderanno soltanto alcuni dei lettori di questo libro:

7. Disturbi e malattie
8. Controllo del peso
9. Nicotina

Infine, arriviamo ai fattori predeterminati:

10. Età
11. Variazione stagionale
12. Genere
13. Mestruazioni

Ho diviso ogni fase in quattro parti:

1. La scienza
2. Dalla pratica medica
3. La mia esplorazione
4. La tua esplorazione

La scienza: in questa sezione, ti farò la sintesi di centinaia di libri che ho letto sull'argomento e di centinaia di podcast e video che presentano le informazioni più aggiornate su un determinato tema. Fortunatamente, oggi l'intervallo temporale tra le scoperte scientifiche e la loro diffusione pubblica si è accorciato. Negli anni Novanta, quando studiavo medicina, non si parlava quasi affatto di sonno, digiuno, esercizio fisico, obesità, flora intestinale, inattività, stress e tecniche di rilassamento. Le diete consigliate avevano enormi punti deboli e il concetto di medicina preventiva era pressoché inesistente. Lo studio delle patologie legate allo stile di vita non era incluso nel programma di studi. Tuttavia, negli ultimi vent'anni la mole di informazioni su questi temi si è moltiplicata a dismisura. È aumentato il numero dei ricercatori, gli strumenti di misurazione sono migliorati e, grazie alla tecnologia, raccogliere e analizzare grandi quantità di dati, per poi comunicare i risultati attraverso i canali YouTube e i podcast, è diventato molto più facile. Sugli argomenti trattati da questo libro si è ormai prodotto un tale oceano di conoscenze che, prima di mettermi a scrivere, ho dovuto leggere il quintuplo di quanto avessi letto durante i sei anni trascorsi all'università. Naturalmente, ho cercato di riassumerti il più possibile tutte queste informazioni e di renderle scorrevoli alla lettura. Quindi ho sintetizzato molto, ma ti orienterò anche verso altri saggi scientifici divulgativi che, nel caso tu voglia saperne di più, ti illustreranno le questioni più nel dettaglio.

Oltre a leggere questo libro, ti consiglio di sfruttare i tempi morti, per esempio mentre guidi, ti occupi delle faccende di casa o fai una passeggiata, per ascoltare podcast inerenti ai temi di cui parleremo. I due podcast che vorrei proprio che tu ascoltassi sono *Feel Better, Live More* con il dottor Rangan Chatterjee e *The Diary of a Ceo*, in cui l'host Steven Bartlett spesso intervista professionisti dell'ambito sanitario. Anche il podcast di Whoop merita. Questi podcast si impegnano ad analizzare e scoprire varie strategie con cui un individuo può agire in prima persona per migliorare la propria salute. In fondo a questo libro, troverai un elenco di ottimi podcast.

Dalla pratica medica: in questa sezione ti racconterò le mie esperienze dirette con i pazienti durante la mia pratica, cioè ti fornirò dei cosiddetti dati empirici. Nel corso degli anni ho svolto più di centomila visite. Questo non significa che tutte le tesi che ho tratto dal mio lavoro siano definitive. È certamente possibile che un altro medico, con un bagaglio empirico altrettanto ampio, arrivi a conclusioni diverse. Ciononostante, ti riporterò le mie esperienze.

Di solito, prima di una visita, studio la cartella clinica, che spesso si estende nel passato di vari anni. Anche se il paziente si presenta per un problema all'alluce, un medico attento dev'essere in grado di contestualizzare tale disturbo nella più ampia panoramica della sua salute complessiva. Spesso in ambulatorio sono presenti anche dei parenti, che talvolta contribuiscono a illustrare la situazione del malato. I genitori accompagnano i figli piccoli, che a loro volta finiranno per accompagnare i genitori. Inoltre, quando si compiono delle visite a domicilio, si osserva l'ambiente in cui vive il paziente.

Dopo aver fatto il medico per quindici anni, come ti ho già accennato, cominciai ad avvertire un certo disagio. Mi imbattevo di continuo in una realtà che non avevo studiato: la maggior parte dei disturbi che trattavo, e per i quali prescrivevo farmaci, erano radicati in una quotidianità intessuta di pessime scelte di vita, ormai diventate talmente familiari, per i pazienti, da sembrare loro la risposta normale a determinate circostanze. Un punto in comune tra molte di queste persone era uno squilibrio nella gestione dello stress che, come avrai imparato, può essere misurato tramite la variabilità della frequenza cardiaca.

La mia esplorazione: in questa sezione, scoprirai quello che ho appreso sul mio sistema nervoso autonomo dopo aver studiato per tre anni i miei dati, utilizzando vari dispositivi. Ti mostrerò quali valutazioni si possono ricavare, in base ai rilevamenti del monitor, sul sistema nervoso e sulla fisiologia. Ogni individuo è unico e anche se, in quanto esseri umani, siamo influenzati dagli stessi fattori, reagiamo tutti in maniera diversa. Perciò, i miei risultati non rappresentano uno standard né un ideale a cui aspirare. In realtà, pur avendo apportato molti cambiamenti, ho ancora un certo potenziale di miglioramento.

Molte persone realizzano di punto in bianco di doversi prendere maggior cura della propria salute. Tra i trenta e i quarantacinque anni io ero talmente impegnato a lavorare e a guadagnare il denaro necessario a girare il mondo in barca a vela con la mia famiglia, da trascurare completamente la salute. Solo dopo la morte improvvisa di mio padre, settantatreenne, cominciai davvero a guardarmi allo specchio, che mi restituì un'immagine tutt'altro che idilliaca. Ero sovrappeso, fuori forma, malnutrito e lavoravo troppo. Fumavo, usavo lo *snus* (tabacco da masticare, molto comune in Norvegia), dormivo poco e bevevo troppo alcol. Ed ero persino un medico, quindi in teoria avrei dovuto adottare uno stile di vita più consapevole. Ero sulla buona strada nel contrarre le varie malattie legate allo stile di vita che, a forza di visitare pazienti, conoscevo fin troppo bene.

Mi si presentò un'alternativa: o mi sobbarcavo una radicale trasformazione della mia salute oppure avrei pagato il prezzo delle mie scelte, cioè mi sarei ammalato, avrei assunto farmaci, avrei assistito al crollo della qualità della vita e, infine, sarei morto prematuramente. Decisi di cominciare subito a ribaltare la situazione. Ci riuscii. Mi rimisi in forma e nel giro di due anni persi venti chili di sovrappeso. I miei livelli di energia aumentarono e mi sentii complessivamente molto meglio. Sono convinto che, se non fossi riuscito a cambiare la mia vita, sarei finito a lottare contro quegli stessi disturbi, legati allo stile di vita, per cui tratto i pazienti.

Quando, tre anni fa, cominciai a misurare la variabilità della mia frequenza cardiaca, avevo l'impressione di muovermi a tentoni nell'oscurità. Leggevo alcuni dati o studiavo un grafico e provavo a istituire un legame con ciò che sentivo nel mio corpo. Adesso, quando cerco di comprendere ciò che accade nel mio organismo, sono in grado di prevedere in maniera precisa i miei attuali livelli di stress e la varianza della curva della variabilità della frequenza cardiaca nel corso della giornata. Ci impiegai un bel po' a percepire le sottili differenze tra le sensazioni dello stress e quelle di un surplus di energia. Dedicai non poco tempo a tenere traccia dell'impatto di vari tipi di stress – stress normale, lavoro, dieta, esercizio fisico, malattia o stimolanti come l'alcol o la nicotina – sul mio corpo e mi impegnai altrettanto nel verificare l'efficacia, nel compensare lo stress, di fattori allevianti o ricostitutivi quali sonno, riposo, meditazione, esercizi di respirazione, docce fredde e digiuno. Spero che il mio lavoro in questo ambito ti aiuti a ottimizzare l'esplorazione della tua fisiologia, del tuo sistema nervoso e del tuo *body budget*.

La tua esplorazione: in questa sezione, ti darò qualche consiglio pratico. Se non contribuiscono a rendere la *tua* vita migliore, tutte le parole di questo libro sono inutili. Io ho già sperimentato i vantaggi dell'impiego dei rilevatori e ho già ottenuto i benefici che cercavo per la mia salute. Ora il protagonista sei tu! Se sei come la stragrande maggioranza delle persone, riuscirai a sorprendere alcuni ladri nascosti delle tue energie e scoprirai nuovi metodi di incrementare le tue risorse. Inoltre, ti godrai la sicurezza generata dall'essere consapevole delle fluttuazioni della propria *Body Battery* personale. Se invece ti renderai conto di rientrare tra i fortunati, ovvero se i tuoi dati attesteranno che non hai bisogno di apportare alcun cambiamento, potrai celebrare il fatto di aver compiuto nella vita le scelte giuste e regalare questo libro a qualcuno che ne ha più bisogno di te.

Sono dolorosamente consapevole di quanto possa essere difficile trasformare la propria vita. So però anche che, quando si è in grado di misurare i risultati, istituire dei cambiamenti diventa molto più semplice. Tutto ciò comporta, «purtroppo», prendere atto delle condizioni effettive in cui ci si trova. Per toccare con mano la realtà concreta della propria situazione, bisogna partire dalla raccolta dati. È più facile controllare ciò che si può misurare! Tuttavia, lo riconosco, impegnarsi attivamente per cambiare stile di vita richiede molti sforzi. D'altronde, durante la mia pratica medica mi sono reso conto che *non* fare nulla è immensamente più arduo. Pensala pure come una scelta tra investire regolarmente in futuri benefici fisici, dai guadagni generosi, oppure arrenderti totalmente e sprofondare in un debito sanitario che prima o poi dovrai rifondere con interessi esorbitanti. Sfortunatamente, molte persone finiscono in bancarotta. Io stesso cerco di rispettare la regola generale di dedicare un'ora al giorno a un'attività che mi rafforza e mi prolunga la vita. Ma tu puoi decidere in autonomia quanto impegno profondere in questo obiettivo. Per ora, l'aspetto più importante consiste nello sviluppare una comprensione più approfondita del tuo attuale *body budget*. Quando sai quanta energia ti costa un certo sforzo o quanta energia sei in grado di accumulare riposandoti, diventa più semplice allocare le tue risorse.

Diventare bravi in compagnia

Quando impariamo qualcosa insieme agli altri, diamo il meglio di noi stessi. È così che ci siamo sviluppati nel corso dell'evoluzione e la validità di tale assunto è stata dimostrata anche per quanto riguarda i cambiamenti inerenti all'esercizio fisico, alla dieta e allo smettere di fumare. Non esitare e invita uno o due amici a unirsi a te in quest'impresa, così ognuno imparerà dall'esperienza degli altri e vi divertirete assieme. Forse conosci qualcuno che è molto esperto in un ambito in cui tu hai bisogno di aiuto o magari sei tu a intenderti di una questione in cui un tuo amico vorrebbe migliorare.

L'obiettivo non consiste nel condurre un'esistenza costantemente e perfettamente bilanciata, interminabile sequela di giornate monotone. Lo scopo è vivere in modo che il sistema nervoso diventi flessibile e possa passare dalla completa calma alla massima intensità di attivazione. Durante certe giornate e certe settimane, dobbiamo dare tutto quello che abbiamo e spingerci fino ai limiti estremi delle nostre risorse. Una simile eventualità non deve spaventarci; dobbiamo però assicurarci di essere ugualmente capaci di prenderci cura di noi stessi, dopo lo sforzo, e di recuperare. Se viviamo le nostre giornate sempre con l'acceleratore premuto oppure perennemente immersi nell'ozio, perdiamo la nostra flessibilità. Innanzitutto, bisogna assumere il controllo dell'equilibrio dello stress ed evitare di venire eccessivamente influenzati dai fini altrui.

Qui termina la parte della spedizione che può essere completata restandosene comodamente seduti in poltrona. Spero che nel frattempo tu abbia accumulato un buon bagaglio di conoscenze e che ti senta molto motivato, perché stiamo per metterci in marcia!

Impara a conoscere il tuo corpo

Mentre misuri i tuoi livelli di stress, cerca di avvertire ciò che accade nel tuo corpo. Esiste una connessione? Oppure, *prima* di leggere il rilevatore, prova a fare una stima del tuo livello di stress. Sii paziente, ci vuole tempo per approfondire il legame tra questi due aspetti.

Hanne (21)

Soffro di ME/CFS e, ovviamente, il mio sistema nervoso ne risente. Sono quasi perennemente allettata, ma quando sono sveglia il mio orologio Garmin mostra sempre i miei livelli in arancione. Per via della malattia, anche le piccole cose esercitano una grande influenza sul mio sistema nervoso. Se mi lavo i denti in piedi, la frequenza cardiaca arriva a 150 e, mentre sono seduta su una sedia a parlare con qualcuno, spesso si attesta comunque tra 130 e 140. Quando me ne sto sdraiata a letto, di solito si aggira tra l'80 e il 90. Per farla scendere sotto il 70, devo riposarmi moltissimo e perciò quando un giorno, strimpellando la chitarra, l'ho vista calare sotto il 70, sono rimasta molto sorpresa. Se me ne sto seduta completamente immobile su una sedia, i miei valori sono in arancione, ma di solito, non appena comincio a cantare o suonare, passo direttamente al blu. È molto strano, perché in teoria dovrei consumare più energie cantando e suonando che restandomene semplicemente seduta. Sembra però che l'effetto della presenza mentale compensi completamente l'energia che impiego per mettermi seduta a fare qualcosa. Se mi siedo sul letto ad ascoltare della musica, accade la stessa cosa.

Le fasi

In Africa si parla dei *Big Five*: elefanti, leoni, rinoceronti, leopardi e bufali. Sono i cinque grandi animali considerati più ostici da cacciare a piedi. L'aggettivo «ostico» sembra descrivere perfettamente le cinque fasi verso le quali stiamo per imbarcarci: sonno soddisfacente, miglior equilibrio dello stress, livelli di attività più alti, riposo efficace e dieta adeguata. Più ostica è la sfida, maggiore sarà il trionfo, una volta raggiunto!

Fase uno: sonno

Il primato mondiale di veglia è di undici giorni, ma non verrà mai battuto; la carenza di sonno è talmente pericolosa che dal 1989 il *Guinness dei primati* non ha più autorizzato nessun nuovo tentativo di record. Puoi scalare, senza corde di sicurezza, una parete di roccia verticale di mille metri oppure pilotare un dragster a mille chilometri all'ora... ma non andare mai a dormire è troppo rischioso.

Quando dormiamo troppo poco, tutti i sistemi fondamentali del corpo, dei tessuti e degli organi vengono danneggiati. Molte delle patologie mortali più comuni nella società industrializzata, tra cui le malattie cardiovascolari, l'obesità, il diabete, la demenza e il cancro intrattengono un rapporto di causalità con la mancanza di sonno. Meno dormi, più si accorcia la tua aspettativa di vita.

Altre conseguenze negative della carenza di sonno sono la mancanza di motivazione, la perdita di memoria e gli sbalzi d'umore. Dormendo meglio, otterrai maggiori energie... Esattamente quello che ti serve in vista delle prossime sfide presenti in questo libro. E infatti è proprio dal sonno che partiamo!

Ellen (58)

Faccio una gran fatica a dormire! Visto che soffro ormai da venticinque anni di disturbi legati al sonno e allo stress, è stato interessante scoprire, grazie al rilevatore della frequenza cardiaca, che cosa influenza le mie notti. Tutte le mie attività diurne – mangiare, digiunare, l'esercizio fisico, la meditazione, socializzare, bere alcol e andare in vacanza – esercitano un impatto su di me. È anche affascinante notare i diversi effetti generati da queste svariate attività in una persona piuttosto che in un'altra. Per esempio, una mia conoscente, priva di particolari fragilità in quest'ambito, è in grado di ottenere risultati completamente diversi rispetto a un soggetto sensibile come la sottoscritta.

LA SCIENZA

Ogni organismo vivente, ameba compresa, ha un ritmo circadiano. Tutti gli animali più complessi hanno un ciclo di recupero analogo al sonno. Se il sonno non fosse tanto importante, l'evoluzione non avrebbe mai permesso lo sviluppo di un'attività tanto rischiosa; quando sono privi di conoscenza, gli animali sono incredibilmente esposti agli attacchi esterni.

Molti aspetti, per quanto riguarda le funzioni del sonno, ancora oggi rimangono oscuri. Abbiamo però una certezza: il sonno è fondamentale per la vita e il benessere degli esseri umani.

Due terzi degli adulti dei Paesi industrializzati dormono meno delle otto ore per notte raccomandate. Si tratta di una catastrofe imminente: dormire male aumenta il rischio di contrarre varie malattie, riduce la fertilità, ci rende pericolosi alla guida e inefficienti sul lavoro. Negli atleti, aumenta il rischio di infortunio e inibisce il recupero muscolare e cellulare. Pare che la carenza di sonno abbia contribuito a causare vari incidenti nelle centrali nucleari, oltre che alcuni naufragi marini con ingente fuoruscita di petrolio.

I benefici di una buona dormita sono numerosi e includono maggiori energie, migliore concentrazione e capacità di apprendimento, più forza di volontà, incremento nell'abilità di scegliere cibo salutare, rafforzamento del sistema immunitario, maggiore efficienza nell'autofagia (la degradazione o riparazione delle cellule danneggiate), diminuzione del rischio di obesità, abbassamento dei livelli di stress… E, da non dimenticare, una minor propensione a sviluppare morbo di Alzheimer, cancro, malattie cardiache e altre patologie la cui causa sommersa è l'infiammazione cronica.

Il sonno si divide in quattro fasi, che complessivamente formano un ciclo della durata di circa novanta minuti. Nella prima fase, sperimentiamo sonno profondo (non-Rem, acronimo di *Rapid Eye Movement*, rapido movimento oculare). In questa fase viene rilasciato nel sangue il 95 percento dell'ormone della crescita, responsabile della sostituzione e della riparazione delle cellule. Nel corso della notte, attraversiamo anche vari cicli di sonno Rem, che affinano la memoria e la concentrazione. È di solito durante questa fase che hanno luogo i sogni immaginativi. Ogni periodo Rem si protrae più del precedente e, generalmente, il più lungo avviene subito prima del risveglio mattutino. Si tratta di una porzione cruciale del sonno che noi, alzandoci troppo presto, rischiamo di saltare. Tra queste due fasi fondamentali, sperimentiamo un tipo di sonno più leggero e saltuari risvegli, spesso talmente brevi che non ce ne rendiamo nemmeno conto.

Durante il sonno, la pressione nel cervello si abbassa. Le cellule cerebrali si restringono e nello spazio che le separa si attiva un sistema, scoperto di recente, che permette l'espulsione delle materie di scarto prodotte dal cervello nel corso della giornata. L'accumulazione di tali sostanze sembra una delle cause determinanti nello sviluppo della demenza e di altri disturbi cerebrali.

Una routine notturna regolare contribuisce all'efficienza del sonno. Pare che, se ogni giorno andiamo a dormire e ci svegliamo più o meno alla stessa ora, il cervello acceda con maggiore facilità al sonno profondo. Poiché la prima fase del sonno è particolarmente importante per il recupero, bisognerebbe coricarsi intorno alle ventidue. Probabilmente, tale circostanza dipende dal fatto che il cervello, nel corso dell'evoluzione umana, si è adattato per andare a dormire intorno a quell'ora.

Ogni cellula del corpo e del cervello racchiude un orologio circadiano integrato, che la fa funzionare in maniera ottimale in determinati periodi della giornata, a seconda del compito assegnato. Il sonno ristoratore, per esempio, agisce meglio durante la notte, mentre gli intestini lavorano meglio nelle ore diurne.

L'opposto di un ritmo circadiano regolare – il lavoro a turni – è pericoloso quanto il fumo e rientra tra i maggiori rischi in assoluto per la salute. È stato dimostrato che può ridurre l'aspettativa di vita fino a un massimo di quindici anni. In Danimarca il lavoro a turni è classificato come cancerogeno, ma gli stipendi, tributati ai professionisti della cura e ad altri lavoratori che fanno i turni notturni, non prevedono una forma di compensazione. Purtroppo, un europeo su cinque è costretto a fare turni di lavoro e si trova così esposto al pericolo.

Consigli di sonno per chi fa i turni

Molti lavori importanti presuppongo inevitabilmente dei turni notturni. Lavorare di notte può danneggiare la salute e creare infiammazione. Il medico britannico Rangan Chatterjee fornisce i seguenti consigli a chiunque lavori di notte: durante la serata o la nottata di lavoro, esponiti a intense fonti di luce. Indossa degli occhiali che riducono le luci blu. Per aumentare i livelli di cortisone e mantenerti dunque vigile e sano, potrebbe giovarti fare esercizio fisico prima del turno notturno. Cerca di dormire appena arrivi a casa. Mangia all'interno di una finestra temporale di dodici ore, a partire dalle diciannove e, per rendere il sonno diurno il più riposante possibile, non fare pasti dopo le sette di mattina.

Vibeke (49)

È facile rimanere delusi dai propri valori sballati e il senso di fallimento può influenzare negativamente la psiche. La mia strategia migliore consiste nell'accettare le rilevazioni e stilare un programma per l'indomani. Se una notte ho dormito male, nessun problema, modificherò i miei impegni nella maniera necessaria, senza autoflagellarmi troppo. Mi costruisco una buona giornata partendo dalla mia situazione nel qui e ora.

Consigli di lettura

Perché dormiamo. Poteri e segreti del sonno per una vita sana e felice, Matthew Walker

La dieta circadiana: Dal maggior esperto mondiale del digiuno intermittente, il metodo scientifico per perdere peso, stimolare il metabolismo, ricaricare l'energia, Satchin Panda PhD

DALLA PRATICA MEDICA

L'insonnia è una presenza fissa negli ambulatori. Basta pensare alla quantità di ricette mediche per l'acquisto di sonniferi. Quando chiedo ai miei pazienti come dormono, indipendentemente dal disturbo o dalla malattia di cui soffrono, la loro risposta non è quasi mai positiva. Molti mi raccontano che la notte girano per casa, incapaci di addormentarsi. Altri si svegliano prima del canto del gallo e non riescono a riprendere sonno. Molti cominciano la giornata in uno stato di spossatezza e, al risveglio, sono esausti come quando sono andati a letto. In parallelo con l'aumento di peso della popolazione, certi pazienti sono afflitti da apnea notturna: un disordine che porta a russare intensamente, all'interruzione della respirazione e a trasalimenti notturni. Tale patologia causa scarsità di ossigeno nel sangue, scombinamento dei cicli di sonno ed eccesso di stress cardiaco. Data la crescente percentuale di individui che abitano da soli, è sempre più difficile accorgersi di russare o di soffrire di interruzioni notturne del respiro. Il reflusso è un altro disturbo legato al peso: il grasso in eccesso attorno alla trachea e il grasso viscerale, che preme sui polmoni, aumentano la probabilità di far risalire lungo l'esofago gli acidi dello stomaco. Tale patologia spesso porta a ripetuti risvegli o ad altri fastidi che riducono la qualità del sonno.

Spesso le persone fanno grandi sforzi per addormentarsi e, quando non ci riescono, si frustrano. Questa strategia, però, tende a essere controproduttiva. L'adrenalina e il cortisolo rilasciati a causa dell'ansia o dell'irritazione, generati dall'incapacità di prendere sonno, in realtà ci svegliano ulteriormente. Più lo inseguiamo, più il sonno elude la nostra presa. Un approccio migliore consisterebbe nel prepararsi e *lasciare* che il sonno arrivi. Quando il sistema nervoso è in equilibrio e la frequenza del cuore a riposo è bassa, ci si riesce più agevolmente. Ecco perché la sera, prima di coricarsi, bisogna rilassarsi.

Una buona dormita si costruisce durante il giorno. Le tensioni diurne possono influenzare il sonno. In una notte in cui si dorme male, d'altro canto, l'indomani richiede una maggiore mobilitazione di energia per compiere il nostro dovere quotidiano. Questa dinamica innesca un circolo vizioso.

Molte persone sono talmente occupate che soltanto dopo essere andate a letto raggiungono la calma necessaria per lasciar emergere i pensieri soppressi nel corso della giornata. Preoccupazioni per il futuro prossimo e remoto riempiono l'oscurità e impediscono il sonno. Alla lunga, a causare il burn-out vero e proprio, sorta di goccia che fa traboccare il vaso, potrebbe essere proprio la carenza di sonno.

Lars (53)

Quando dormo in casa, non mi sveglio quasi mai con la *Body Battery* ricaricata fino a cento, ma quando invece dormo all'aperto, sull'amaca, o in macchina, con i finestrini aperti, mi capita spesso. Penso che c'entri l'aria fresca. Se dormo fuori, al mattino i miei livelli di stress sono un po' più bassi.

LA MIA ESPLORAZIONE

Quando sarò morto, avrò tempo per dormire! Così mi dicevo fino a qualche anno fa. Dormire bene e a lungo era in fondo alla mia chilometrica lista di cose da fare. Avevo anche l'abitudine di bere ogni sera un bicchiere di vino rosso, nella convinzione che mi aiutasse a dormire meglio. Ormai è dimostrato che l'alcol è il nemico numero uno del sonno. Continui cambiamenti nell'orario di lavoro, dai turni diurni ai turni serali o notturni, misero a soqquadro il mio ritmo circadiano.

Anni fa, pensavo che una giornata stressante portasse inevitabilmente a una notte di sonno profondo e che addormentarsi completamente esausti fosse meglio che addormentarsi dopo una giornata tranquilla. La mia teoria casereccia si rivelò errata. I miei dati mostrano che il riposo, soprattutto durante le ultime due ore prima di coricarsi, è fondamentale per dormire bene. Prima di azionare «l'interruttore del recupero», corpo e cervello hanno bisogno di tempo. È proprio per questo che, adesso, durante le ultime due ore prima di coricarmi, cerco di prendermela comoda. Abbasso le luci ed evito di mangiare e muovermi: leggo invece un libro. Ho messo a punto tre tecniche che mi aiutano a addormentarmi più in fretta:

1. Respiro con un ritmo calmante: inspiro per quattro secondi ed espiro per sei secondi.
2. Leggo un saggio accademico, opportunamente monotono, sul mio iPhone, con testo bianco su sfondo nero. La mia stanza è già completamente buia ed è raro che, prima che comincino ad abbassarmisi le palpebre, riesca a leggere più di dieci o venti pagine... Se però non mi addormento, posso almeno sfruttare il tempo morto per leggere, bloccando sul nascere il circolo vizioso di frustrazione innescato dall'insonnia. Evito apposta i libri entusiasmanti, che mi fanno venire voglia di vedere come vanno a finire, o che descrivono eventi eccezionali nella vita delle persone.
3. Le sere in cui, una volta accantonato l'iPhone, non riesco comunque a dormire, conto in silenzio fino a cento. Se quando arrivo a cento sono ancora sveglio, ricomincio. Que-

sta tattica impedisce ai pensieri di invadermi la mente. Per non perdermi gli ultimi cicli importanti di sonno Rem, cerco di non alzarmi troppo presto: l'orario perfetto per svegliarmi sono le otto e mezzo di mattina, o anche dopo.

Prima di cominciare a utilizzare i rilevatori della frequenza cardiaca, non potevo sapere nulla sulla reale qualità del mio sonno, né sui fattori che la influenzano. Una delle prime cose che i monitor della frequenza cardiaca mi hanno rivelato è che il mio sonno, a patto che io gli spiani la strada, è generalmente buono. Tuttavia, per quanto riguarda la profondità e l'efficacia del riposo, devo sempre tenere conto di vari elementi:

- Quando ho fatto l'ultimo pasto e quanto ho mangiato
- Quando ho fatto esercizio fisico e con quale intensità
- Se ho lavorato o no durante la sera
- Se sono malato o in forma
- Se devo alzarmi presto o meno l'indomani

Alla luce di simili scoperte, mi impegno a evitare di mangiare o di fare esercizio fisico dopo le diciotto. Se, pur avendo lavorato così tanto e con continui cambiamenti di orari per numerosi anni, non mi sono mai ammalato, devo ringraziare la mia robusta costituzione fisica.

Per analizzare le fasi del sonno, mi affido perlopiù all'Oura Ring, che mi dà indicazioni attendibili sulla qualità del riposo notturno e sul recupero. L'orologio Garmin, che si è dimostrato leggermente più impreciso nel giudicare le fasi del sonno, offre però un quadro migliore della qualità del recupero.

Lilian (50)

Da sempre, sono dell'idea che il sonno ruba tempo prezioso alla vita. Per tanti anni, essendo una mamma lavoratrice, ho fatto le ore piccole: la notte mi offriva dei graditi momenti di pace, agognato contraltare alle mie giornate frenetiche. Mi sono abituata a dormire addirittura cinque o sei ore per notte, senza nemmeno accorgermi della scarsità di energie a mia disposizione. Una simile penuria energetica divenne per me la norma.

Adesso però, a forza di ascoltare il mio corpo e di utilizzare un orologio Garmin e un Oura Ring, ho imparato quanto è importante dormire a sufficienza e avere un ritmo circadiano collaudato e sono diventata una di quelle persone che vanno a letto presto e dormono otto o nove ore per notte.

Anche se prima mi ammazzavo di lavoro, per fortuna ora posso fare scelte più salutari per il futuro e, invece di ammazzarmi, vivere a lungo!

LA TUA ESPLORAZIONE

Se il tuo problema principale è il sonno, ti consiglio di utilizzare l'Oura Ring, concepito appositamente per monitorare il sonno. Oltre a fornirti una valutazione affidabile e precisa sulle abitudini e la qualità del sonno, questo dispositivo ti propone colonne sonore rilassanti e meditazioni guidate. L'Oura Ring ti accompagna in una passeggiata tranquilla e sonnacchiosa sulle coste meridionali dell'Inghilterra. Per comprendere quali tra le tue attività diurne esercitano un impatto sul sonno, puoi utilizzare in contemporanea anche l'orologio Garmin o un'app Hrv.

Eccoti alcune dritte da mettere in pratica: innanzitutto, analizza gli effetti delle cene tardive, degli allenamenti serali, dello stress a fine giornata e dell'alcol. Ricordati di modificare un'abitudine alla volta, altrimenti non saprai quale, tra i vari aspetti, è responsabile dei cambiamenti sopraggiunti. Il sonno è uno dei protagonisti di tutte le parti di questo libro e quindi, non appena scoprirai dei nuovi metodi per rilasciare lo stress e aumentare la variabilità della frequenza cardiaca, dormirai anche meglio.

Bisogna specificare che il tuo livello di vigilanza o di lucidità al momento del risveglio non può sempre essere considerato un indicatore affidabile della qualità del sonno. La presenza mentale immediata dipende molto dalla fase specifica del sonno durante la quale ci si è svegliati. Attendi un'ora e vedi quanto ti senti lucido e riposato.

Nel corso della giornata, cerca di gestire l'esposizione alla luce. Al risveglio, esponiti il prima possibile alla luce del sole, preferibilmente per venti minuti, per stabilizzare la melatonina, l'ormone che regola il sonno, che comincerà a venire secreto dodici ore dopo il tuo primo contatto con la luce. La luce elettrica è troppo debole per influenzare il ganglio cerebrale che sovrintende al ritmo circadiano. Ricorda che il sensore luminoso, integrato nell'orologio biologico del tuo corpo, si è sviluppato ben prima dell'esistenza delle lampadine. Bevi il caffè alla finestra oppure, ancora meglio, fai una passeggiata rilassante. La sera, dovresti abbassare tutte le luci di casa. Invece di fissare uno schermo lampeggiante, ascolta un audiolibro o un podcast. Imposta la modalità notturna sul cellulare o sul computer ed evita così la luce blu, che tende a incrementare il nostro livello di vigilanza.

Fa' tutto il possibile per mantenere la tua camera da letto completamente buia. Se non puoi, utilizza una benda, che potrebbe tornarti particolarmente utile in viaggio, dato che molte stanze d'hotel hanno tende poco schermanti o sono esposte a fonti di luce indesiderate. Cerca di scoprire qual è la temperatura che ti fa dormire meglio. Molte persone preferiscono una temperatura di 17-18° C.

Prima di proseguire nella lettura, prenditi tutto il tempo necessario per incrementare la tua qualità del sonno. Dormendo meglio, affinerai la forza di volontà e la lucidità mentale: due ottimi presupposti in vista della prossima sfida. Ricordati che non c'è fretta. È importante rimanere pazienti e adottare un approccio lento ma sicuro alla creazione di nuove, più sane abitudini.

I monitor di cui ti ho parlato calcolano le fasi del sonno in base al ritmo cardiaco. Tale metodo è certamente meno preciso della misurazione dell'attività cerebrale compiuta con l'elettroencefalogramma. Tu magari stai semplicemente leggendo un libro a letto, ma il rilevatore registrerà il tuo calmo respiro come sonno. Se sei intenzionato a ottenere una misurazione accurata delle tue fasi del sonno, ti consiglierei la fascia Muse, con il suo rilevatore elettroencefalogramma, che è in grado di analizzare le tue onde cerebrali (www.choosemuse.com).

Chi respira dalla bocca dorme peggio. Se respiri dal naso, invece che dalla bocca, il sonno è nettamente migliore. Quando si respira dal naso, il corpo assorbe l'ossigeno con efficacia molto maggiore. L'aria che assumi contiene anche una percentuale più elevata di monossidi di azoto, che facilitano la circolazione sanguigna e, riducendo la perdita di fluidi, ti renderanno la bocca meno secca e irritata. Infine, filtrando l'aria dal naso, proteggerai gli alveoli sensibili dei polmoni da particelle e microbi indesiderati.

Gli esseri umani si sono evoluti per respirare dal naso e mangiare e bere dalla bocca. Respirare dal naso nelle ore diurne – soprattutto durante l'esercizio fisico – ti renderà più semplice respirare dal naso anche di notte. Se temi di non farcela, sigillati le labbra con un nastro adesivo speciale, acquistabile in farmacia. Applicalo circa mezz'ora prima di coricarti. Se questa misura ti mette a disagio, tenta di acclimatarti gradualmente… Per esempio, prova ad applicare il nastro adesivo per un riposino pomeridiano. Chiudersi la bocca con lo scotch può sembrare una misura estrema, ma in realtà si tratta di una soluzione immediata a un problema complesso.

Ricorda che puoi dormire male e recuperare comunque bene. Secondo me, il sonno è importante per il recupero e la manutenzione cerebrale e invece, per il recupero e la manutenzione del resto del corpo, è fondamentale soprattutto trascorrere la notte in modalità parasimpatica. Quindi, puoi benissimo dormire male e svegliarti con la mente annebbiata e il corpo completamente rimesso in sesto e pronto all'azione. Può accadere anche l'opposto: il tuo corpo non ha recuperato appieno dopo una giornata spossante, ma hai dormito bene.

Se la sera ti assalgono pensieri indesiderati, ti do due dritte. Uno, scrivi i pensieri su un diario prima di andare a letto. Forse, così, riuscirai a sbarazzartene prima di coricarti. Due, tieni un diario mattutino e comincia la giornata mettendo su carta i tuoi pensieri. La sera, spiega a te stesso che le preoccupazioni possono attendere la sessione di scrittura dell'indomani. Nessuna di queste due soluzioni è perfetta, ma è pur sempre meglio che restare alla mercé dei pensieri, senza trovare pace.

E se, anche dopo che hai messo in pratica tutte queste misure, i rilevatori attestano una qualità del sonno scadente? In tal caso, chiedi al tuo medico curante di consigliarti una clinica del sonno. Forse soffri di un disturbo del sonno non diagnosticato.

Heddy Anne (63)

Per decenni ho lottato con la tendenza a svegliarmi durante la notte e ho frequentato vari corsi di sonno. Ciononostante, continuava a capitarmi spessissimo di rinunciare a tentare di riaddormentarmi e di alzarmi dunque alle quattro del mattino. Ora, però, sono diventata capace di rimanermene tranquilla a letto, a ricaricare la *Body Battery*, e di conseguenza i problemi legati al sonno mi stressano meno di un tempo. Adesso capisco che posso compensare il sonno perso con il riposo.

Fase due: stress

Siamo tutti troppo impegnati. Dormiamo troppo poco, quando siamo di fretta ci ingozziamo di fast food, ci ricarichiamo con il caffè e per rilassarci beviamo alcol e ingoiamo sonniferi. Lo stress circolante nel corpo può darci un'infusione temporanea di energia, ma a lungo termine farà emergere sintomi quali iperattività, aggressività, impazienza, irritabilità, rabbia, egocentrismo e mancanza di empatia verso gli altri. Lo stress non smetterà mai di essere una componente delle nostre vite; dobbiamo soltanto calibrarne la quantità e l'intensità. Nessuno ha un pieno controllo del proprio equilibrio dello stress. Ma possiamo ridurre lo stress fino a un livello con cui possiamo convivere o, perlomeno, muovere dei passi nella direzione giusta.

Consumare energie senza rilassarsi è sbagliato quanto rilassarsi senza consumare energie. Un livello di stress troppo basso è dannoso quanto un livello eccessivo. La buona notizia è che, se sei una persona che tende a stressarsi troppo, anche soltanto *un pochino* di riposo ti aiuterà. Se ti stressi troppo poco, anche soltanto *un pochino* di sforzo ti gioverà.

Ci accingiamo ora ad approfondire il grado di intensità e la durata dello stress prodotto in noi da una certa attività e la possibilità o meno di bilanciarlo con il recupero. Impareremo anche ad accogliere lo stress, senza il quale non saremmo in grado di sviluppare la resilienza.

Tra poco scoprirai quali sono le attività quotidiane che generano più stress nella tua vita. Farai certamente delle scoperte sorprendenti.

Randi (43)

È sorprendente scoprire quali attività attivano nel corpo uno stato di riposo e quali invece producono stress. Una giornata impegnativa al lavoro può generare più recupero per il tuo corpo di una giornata trascorsa a casa. È interessante raccogliere informazioni su ciò che crea stress nel tuo sistema e ciò che invece non lo fa.

LA SCIENZA

Forse credi che lo stress sia sempre un fattore negativo, da evitare. Lo pensavo anch'io, una volta. Ne erano convinti anche i medici, per molti anni. Tuttavia, la scienza è tornata completamente sui suoi passi. Essere stressati può giovare alla salute! Ma tale assunto vale solo se ci si crede. Sembra infatti che gli effetti negativi causati dalla preoccupazione sui pericoli dello stress possano essere più dannosi dello stress stesso.

In realtà, lo stress dannoso non esiste. Persino lo stress che noi consideriamo assolutamente nocivo ci fornisce l'opportunità di crescere e rafforzarci. Gli esseri umani si sono evoluti per riuscire ad agire anche in circostanze proibitive. Siamo i discendenti di individui che ne erano capaci. Ne era convinto anche Hans Selye, che negli anni Cinquanta introdusse nell'endocrinologia il concetto di stress, prima appannaggio della terminologia industriale. Nel lessico comune, la parola «stress» viene impiegata per indicare situazioni sgradevoli di vario tipo, da un commento negativo sui social network a una grave malattia. Se guardiamo ai risultati dei sondaggi, le persone considerano stress, per esempio, le difficoltà nella gestione degli impegni di famiglia, il contenuto delle notizie mediatiche, le pressioni sul lavoro, le relazioni personali e la salute. Tuttavia, lo stress non è soltanto ciò che noi percepiamo come tale nella nostra quotidianità: non si tratta soltanto di un'esperienza soggettiva. Lo stress è un insieme misurabile, nel corpo, di eventi fisiologici oggettivi e cioè consiste in una serie di risposte innescate nel cervello, nel sistema ormonale, nel sistema immunitario e in vari altri organi. Possiamo essere stressati e non accorgercene.

Lise (28)

Ho imparato che la tivù, per me, è molto stressante e quindi non la guardo più. Ora leggo molti più libri, un'attività a cui volevo dedicarmi da tempo.

Hans Selye distingueva lo stress negativo dallo stress positivo (*eustress*). Per qualche ragione, lo stress negativo si è radicato a fondo nel nostro immaginario collettivo, che invece non reca quasi traccia dei benefici dello stress positivo.

Proprio come sopportare ingenti dosi di stress, in palestra, rafforza i muscoli e migliora la nostra forma fisica, lo stress può irrobustirci mentalmente e incrementare la nostra resilienza. Sono proprio le situazioni in cui ci ritroviamo coinvolti involontariamente a offrirci le maggiori opportunità di crescita... Forse perché non avremmo mai deciso consapevolmente di sobbarcarci dei compiti tanto smisurati. Il superamento di una difficoltà, per quanto ardua, ci rende più forti ed elargisce un bagaglio di esperienze di cui altrimenti saremmo rimasti sprovvisti. Il segreto sta nel nostro approccio all'ostacolo e la soluzione può essere rinvenuta nei nostri pensieri al riguardo. Secondo la psicologa statunitense Kelly McGonigal, in tale dinamica il fattore più importante è proprio la nostra percezione dello stress. Invece di concentrarci sugli aspetti negativi dello stress, dovremmo apprezzarne i risvolti positivi e innescare così un mutamento nella nostra esperienza fisiologica ed emozionale dello stress stesso.

Mentre siamo stressati, oltre al cortisolo il corpo rilascia lo steroide neuroattivo Dhea, che affina il funzionamento del cervello. Quando consideriamo lo stress in una luce positiva, l'incremento del Dhea nell'organismo è relativamente più significativo rispetto a quando invece lo consideriamo negativamente, e un tale incremento di Dhea migliora la produttività cerebrale. Una volta che i nostri pensieri e sentimenti riguardo a una certa attività si cristallizzano, la nostra fisiologia li «ascolta» e calibra di conseguenza le proprie reazioni. Dunque, quando alteriamo il nostro modo di pensare, cambia anche la nostra risposta fisiologica e, per via di questo nuovo equilibrio, alla fine otteniamo un risultato diverso.

Kelly McGonigal distingue tra risposta di minaccia e risposta di sfida. In una risposta di minaccia, non pensiamo di essere in grado di svolgere un compito e, andando sulla difensiva, ci diciamo: «non ce la faccio; è troppo per me». In modalità sfida, invece, crediamo di potercela fare e, passando all'attacco, ci diciamo: «è alla mia portata; ho le risorse necessarie per affrontare questa situazione». In modalità minaccia, la frequenza cardiaca aumenta e le vene più piccole si contraggono. Probabilmente, si tratta di un antico retaggio fisiologico evolutivo, che un tempo, nel caso di ferita inferta da un predatore o procurata durante la fuga, mirava a ridurre il sanguinamento. In modalità sfida, la gittata del cuore aumenta e i vasi sanguigni si dilatano per incrementare al massimo i nostri sforzi fisici e mentali, come avviene durante la caccia o prima di tenere una conferenza importante. Disponiamo dunque di un sistema nervoso simpatico e attivante, concepito appositamente per mobilitare tanto lo stress positivo, generato, per esempio, dalla gioia di inseguire qualcosa di gradito, quanto lo stress negativo, legato alla fuga. Grazie alla creazione di queste connessioni, quando ci imbatteremo nella sfida successiva, la nostra performance migliorerà.

Un evidente svantaggio dello stress prolungato, sia positivo sia negativo, è la progressiva diminuzione delle occasioni in cui il corpo può mettersi a riordinare il sistema e recuperare. Anche se amiamo il nostro lavoro, per evitare il burn-out dobbiamo ritagliarci del tempo per risposare. Se insomma la quantità di stress è eccessiva rispetto alla nostra capacità di gestirla, gli effetti positivi dello stress svaniscono. Sembra infatti che, per «attivare» il processo di recupero, il corpo debba essere in modalità parasimpatica. Finché riusciamo a trovare un equilibrio tra stress e riposo, possiamo reggere bene dei periodi di stress. In fondo, ci siamo evoluti per farlo. Sono i lunghi periodi ininterrotti di stress cronico a essere davvero nocivi. Il rilascio di cortisolo, da parte delle ghiandole surrenali, intaccherà progressivamente l'abilità del sistema immunitario di svolgere i suoi compiti in maniera ottimale, innescando una dinamica sempre analoga, indipendentemente dal fatto che si tratti di stress mentale, oppure causato dal troppo lavoro, da una dieta malsana, dall'alcol, dall'obesità o dalla mancanza di sonno o di esercizio fisico. Gli esseri umani hanno una semplice risposta biologica allo stress... Ma possono essere soggetti a una quantità infinita di fattori di stress.

Lo stress cronico induce nel corpo una sorta di continuo stato di emergenza, contraddistinto da livelli eccessivi di cortisolo e da infiammazione cronica. Dunque, anche se le cause sono fisiologiche, sorgono sintomi psichici quanto fisici. Un'infanzia traumatica è una delle cause più comuni di stress cronico debilitante. Spesso i traumi infantili vengono attribuiti all'assenza fisica o mentale dei genitori, alla loro instabilità e/o agli abusi subiti dai minori, che quindi hanno dovuto sopportare per anni alti livelli di stress. Spesso i bambini che hanno dovuto tenere maggiormente conto delle esigenze altrui che delle proprie, da adulti, tendono a ripetere tale schema di comportamento. I monitor della frequenza cardiaca possono rivelare la realtà di questa situazione: un sistema nervoso iperattivo, perennemente innescato e in sofferenza, che finisce per consumare il corpo. Se pensi di appartenere a questa categoria di persone, ti suggerisco di leggere *Quando il corpo dice no* di Gabor Maté.

Il nocciolo di questo capitolo non consiste nel consigliarti di rimuovere completamente lo stress dalla tua esistenza, ma nell'insegnarti a insaporire la tua vita con dosi gestibili di stress positivo e ad accettare l'inevitabile stress negativo, che in realtà è tollerabile, per determinati periodi di tempo. L'indicazione forse più importante è quella di ridurre l'incidenza dello stress non necessario.

Se i tuoi livelli di stress sono costantemente elevati e non riesci a gestirli, dovresti chiedere aiuto a un medico.

Consigli di lettura

7 giorni per ridurre lo stress, Elissa Epel

Il lato positivo dello stress. Perché lo stress fa bene e come sfruttarlo meglio, Kelly McGonigal

Heddy Anne (63)

Lo stress emotivo mi esaurisce molto più di uno sforzo fisico intenso. Non è facile, per me, liberarmi dal flusso di adrenalina. Il mio corpo fatica ad acclimatarsi ai miei tentativi di recuperare, che si tratti di esercizi di respirazione, di meditazione oppure semplicemente di sdraiarmi a riposare. Ma dopo un esercizio fisico breve e intenso le mie capacità di recupero aumentano notevolmente. Il mio corpo me l'ha fatto capire per anni e ora la *Body Battery* me ne dà conferma.

Le micro-pause, per me, sono un'altra soluzione eccellente. Tra un'attività lavorativa e l'altra, per esempio mentre mi preparo per un appuntamento nel mio ufficio domestico, oppure quando sto per uscire per incontrare un cliente, ho preso l'abitudine di sdraiarmi sul pavimento con le gambe sollevate, *senza* il telefono.

Non avrei mai pensato di avere bisogno di soluzioni simili... Non sono una persona timida, né debole! Ma questo trucchetto, tra i vari cambiamenti applicati al mio stile di vita, è stato uno dei più proficui!

DALLA PRATICA MEDICA

Durante i lunghi anni della mia pratica, sono sempre rimasto colpito dai pazienti che *non* si presentano: persone occupate, dalle giornate impegnate, che amano il loro lavoro, entusiaste di ciò che fanno e contraddistinte da uno stile di vita onnipervasivo che, alla lunga, rischia di rivelarsi molto stressante. Non è che io non li veda mai, ma li incrocio molto meno di quanto avrei immaginato. Quando si fanno vedere, solitamente si ritrovano alle prese con una situazione un tantino troppo spinosa per risolverla da soli e hanno raggiunto il limite: magari il progetto a cui lavoravano si è rivelato un totale fallimento, oppure si è verificato un grave problema inaspettato in famiglia. Altrettanto sorprendente è la rarità con cui un appartenente a questa categoria, dopo il primo incontro, mi chiede di aumentare il numero delle successive visite di controllo. Volendo tornare attivi il prima possibile, accettano volentieri i miei consigli e li mettono in pratica. Non considerano lo stress e gli impegni qualcosa di dannoso. Quando possono, amano rilassarsi e nel tempo libero si dedicano ai loro molti hobby. Anche se simili individui non vanno quasi mai dal medico, ne ho conosciuti abbastanza in altri contesti da sapere che esistono e che se la cavano alla grande.

È evidente che le persone che consumano più risorse di quelle che hanno a disposizione soffriranno di problemi di salute. Forse è meno ovvio, invece, che anche chi è sottoposto a pochissimo stress tende ad ammalarsi. I pazienti appartengono a queste due categorie estreme: quelli che fanno troppe cose e non si riposano mai e quelli che non fanno quasi nulla e non sono mai attivi.

Pur sperimentando il minimo assoluto di stress, gli appartenenti a questo secondo gruppo tendono a vivere peggio. Non si ritrovano quasi mai a dover portare a termine delle attività con urgenza e la posta in gioco, per loro, tende a essere bassa. Non svolgono quasi mai attività significative o stimolanti ed è raro che provino entusiasmo. A forza di non utilizzarla, la loro capacità di spronarsi e di sfruttare le proprie risorse si è atrofizzata. Hanno una bassa soglia dello stress, con il passare del tempo riescono a tollerare livelli sempre minori di tensione e, quando ne hanno bisogno, sono sprovvisti dell'energia necessaria per compiere sforzi fisici e mentali. Vanno in affanno salendo le scale e, quando devono affrontare un problema, sospirano profondamente. L'assenza di sostanza e di significato nella loro vita diventa insopportabile. Un'esistenza non vissuta è lo spettacolo più triste.

Non dobbiamo rilassarci al punto da diventare abulici. O crogiolarci talmente nella comodità da rendere scomoda la nostra vita. Tuttavia, se ti rendi conto di appartenere a questa categoria, non perdere completamente la speranza. Esponiti a sfide stressanti, ma in maniera graduale.

Malin (37)

Sono una persona socievole, estroversa. Ma non c'è nulla che mi consumi come la socialità. Mi sono accorta che, la sera dopo una giornata trascorsa in compagnia, soprattutto di persone sconosciute, la *Body Battery* scende in picchiata. Il livello di stress aumenta e l'indomani mi sveglio meno riposata del solito.

Spesso si innesca un circolo vizioso: se, dopo una giornata stressante e spossante, dormo male non recupero le energie, possono volerci giorni prima di riacquisire la tranquillità necessaria per ricaricarmi completamente durante la notte. Inoltre, quando durante il giorno mi sdraio per riposarmi, la *Body Battery* non sale. Forse sono in una perenne condizione di lieve stress?

All'altro estremo dello spettro di attività, c'è un'altra categoria umana in difficoltà: le persone prese in un turbine costante di impegni. Il loro motore procede con i giri al massimo dal mattino alla sera. Non appena si concedono un po' di relax, un tale attacco di «pigrizia» li fa immediatamente sentire in colpa. Proprio come si può spremere maggiormente un'auto nuova rispetto a un esemplare con più chilometri all'attivo, un tale approccio era praticabile quando erano più giovani. Ma poi nella loro vita si è presentata una fonte aggiuntiva di stress – magari hanno contratto la mononucleosi, o stanno divorziando, o hanno dei conflitti sul lavoro, o hanno subito un lutto in famiglia – e si sono scoperti incapaci di adattarsi alle esigenze imposte dal cambio di circostanze. Se prima erano in grado di gestire in qualche modo tali criticità a livello intellettuale e fisico, adesso anche soltanto provarci è diventato uno sforzo improbo. La loro frequenza cardiaca a riposo aumenta e la qualità del sonno diminuisce, finché arriva il fatidico giorno in cui anche il compito più banale diventa impossibile. Magari si ritrovano allettati. Spesso, tutta la famiglia fa le spese della loro malattia.

Dopo il crollo, possono volerci anni per recuperare. La frustrazione e l'incapacità di accettare la nuova situazione consumano tutte le loro energie e impediscono la guarigione. Spesso, tale condizione porta a uno stato di infiammazione che, alla lunga, può dare adito a patologie quali fibromialgia, spossatezza, cancro, problemi gastroesofagei, malattia cardiaca e diabete. Gli appartenenti a questo gruppo dimostrano una particolare incapacità di giudicare i propri livelli di stress.

Quindi, se tendi a mantenere un ritmo di vita molto elevato, a mio avviso utilizzare un rilevatore della frequenza cardiaca costituirà per te una fondamentale misura di medicina preventiva. Tale precauzione ti aiuterà a non ritrovarti spossato, a non essere costretto a metterti in malattia e a ricevere una pensione di invalidità, come spesso accade a individui dalla vita tanto stressante. Abbiamo bisogno che le persone iperproduttive come te siano sane e in forma!

In questa categoria, abbondano le donne. Nella mia pratica, le vedo tutti i giorni. Di uomini appartenenti a questo gruppo, invece, me ne capita circa uno ogni sei mesi. Sembra che, in media, le donne abbiano una maggiore propensione a sobbarcarsi, in aggiunta alle tensioni legate alla carriera e alla quotidianità, degli stress emotivi. Le persone altamente energetiche e molto sensibili – ovvero quelle che cercano di gestire tutto e al contempo di tenere conto delle esigenze altrui più che delle proprie – sperimentano lo stress più intenso. Tale combinazione di fattori appare più comune tra le donne che tra gli uomini.

Hanne (52)

Da quando ho cominciato a tenere traccia dei miei valori con un orologio Garmin, sono sempre riuscita a ricaricarmi piuttosto bene durante la notte e solitamente, al mattino, mi sveglio con la *Body Battery* tra il 70 e il 100. Quando però sono andata nella mia baita, a 900 metri di altitudine sul livello del mare, per cinque giorni le rilevazioni sono state pessime, per poi tornare nelle media. Non ho svolto altre attività rispetto a quelle che faccio normalmente a casa e quindi immagino che il problema fosse l'altitudine, a cui dovevo acclimatarmi.

LA MIA ESPLORAZIONE

A medicina studiammo soltanto gli aspetti negativi del sistema nervoso simpatico, che ci veniva descritto come un sistema sgradevole, fondato sulla paura e su reazioni di *attacco, fuga o paralisi* e innescato soltanto da esperienze spiacevoli. Dopo essere stato vittima di bullismo durante l'infanzia e aver trascorso buona parte della mia vita in preda alla paura, imparai a gestire le emozioni legate allo stress come se ne fossi immune. Da adulto sono riuscito prendere decisioni coraggiose.

Poiché la mia formazione medica universitaria mi aveva inculcato l'idea secondo cui si entra in modalità simpatica soltanto quando si è alle prese con una condizione di spavento o pericolo, per anni credetti che, visto che nella mia vita c'era più gioia che paura, dovevo ritrovarmi quasi costantemente in modalità parasimpatica. Quando le prime rilevazioni apparvero sullo schermo, rimasi enormemente sorpreso! Per la maggior parte del tempo, ero in modalità simpatica attivata!. Io, che avevo avuto l'incredibile fortuna di poter passare liberamente, senza soluzione di continuità, da un lavoro che amavo a degli hobby che mi rendevano felice! Il mio sistema nervoso andava al massimo dal mattino alla sera e persino nel cuore della notte. Altrettanto scioccante fu scoprire che, mentre credevo di rilassarmi sdraiato sul divano, ero in modalità fisiologica di stress. Per entrare in modalità di riposo, dopo uno sforzo, mi ci voleva più tempo di quello che pensavo.

Mi meravigliai anche di come attività quotidiane meno esigenti, come socializzare con gli amici, fare la spesa, svolgere riunioni e parlare al telefono mi mantenessero in una lieve condizione di stress. Sull'orologio Garmin, la *Body Battery* si svuotava come l'acqua nello scarico della vasca. Scoprii che restare concentrato, giocare e divertimi potevano richiedere lo stesso sforzo di recuperare dopo una giornata tesa al lavoro. In realtà, le settimane che trascorro in vacanza sono tra le più stressanti! Il caldo, i pasti abbondanti, spesso consumati a tarda sera, gli hobby, i letti estranei, il fuso orario e l'alcol esercitano un impatto evidente sul *body budget*. Quando mi metto a progettare la giornata, ho finalmente imparato a tenere conto di questi fattori di stress (positivo).

Fin dall'infanzia, nei contesti sociali sono timido e riservato. Quando dovevo semplicemente presentarmi a degli estranei, mi venivano le palpitazioni e parlare davanti a una platea era completamente fuori dalla mia portata. Quando tenni il mio primo laboratorio di fotografia, nonostante lo sparuto numero di partecipanti, mi sentii molto a disagio. Durante il periodo in cui portavo i rilevatori della frequenza cardiaca, feci varie conferenze e, pur essendo stato io a organizzarle, quasi sempre sperimentai un picco di attivazione di stress negativo. Quindi, anche se forse al pubblico sembravo calmo, il monitor rivelava che in realtà la modalità simpatica era in pieno innesco.

Melina (41)

Essere sottoposti a stress per un lungo periodo di tempo è incredibilmente spossante. Adesso ho l'opportunità di capire meglio che cosa mi stressa e così, forte di questo nuovo bagaglio di conoscenze, sono in grado di compiere delle scelte più oculate.

LA TUA ESPLORAZIONE

Prima di scoprire quali sono le singole attività che ti stressano, è opportuno fare una panoramica generale. Il tuo dispositivo mostra rilevazioni positive oppure ti indica dei livelli di stress elevati? Se dovessi scoprire che il tuo sistema nervoso, come accadde nel mio caso, ha l'acceleratore premuto per gran parte della giornata, non deprimerti. Con il tempo, abbassando i tuoi livelli di stress fino a valori più gestibili, capirai come calmare il tuo organismo.

L'attivazione simpatica è importante per garantire l'equilibrio del tuo sistema nervoso. Tuttavia, un elevato livello di stress comporterà da parte tua uno sforzo altrettanto massiccio per riposarti a sufficienza tra i vari impegni. In seguito, approfondirò la questione delle tecniche di rilassamento. In questa fase, scoprirai esattamente che cosa ti stressa, in che misura e per quanto tempo.

È assolutamente fondamentale individuare un bilanciamento dello stress adatto alle tue esigenze. Usare il rilevatore ti offre un vantaggio: anche se molti fattori di stress sono comuni a tutti, ciò che stressa ognuno di noi e il grado di stress che genera nel nostro corpo sono spesso questioni individuali.

Magari hai l'impressione che la tua vita sia piena di stress negativo ingestibile... Se le cose stanno davvero così, allora sei proprio tu, tra tutti i lettori di questo libro, ad avere, una volta raggiunto un miglior equilibrio, un maggior potenziale di miglioramento. Se identifichi alcune fonti di stress che sei in grado di ridurre o evitare, allora agisci subito, non esitare! La regola più importante, in questa fase, consiste nel procedere un passo per volta.

Spesso, vari carichi di stress finiscono per accumularsi. Se, per esempio, alle ore 16 ti alleni intensamente, alle 18 fai una cena con due portate e alle 20 tieni una conferenza, lo stress cumulativo ammonterà, a fine giornata, a un livello molto elevato. Se poi dovessi credere di aver bisogno di uno o due bicchieri di vino rosso per rilassarti, è molto improbabile che l'indomani ti sveglierai fresco e riposato per un'altra giornata di lavoro. Forse, in questo caso, la soluzione consiste nel riallocare le tue risorse e operare alcuni aggiustamenti: fare un allenamento più leggero la mattina, a cena mangiare soltanto una porzione, riposarti bene prima della conferenza e poi bere un analcolico freddo.

Per scoprire quanto ti stressa una certa attività, ti conviene progettare la giornata in modo tale che sia molto tranquilla – fatto salvo per l'attività di cui vuoi studiare gli effetti – e, prima di fare qualcos'altro o di mangiare, attendere che i livelli di stress siano tornati come in precedenza.

La tua vita racchiude troppo *poco* stress? In tal caso, ti gioverebbe «premere l'acceleratore» e aggiungere alla tua routine delle attività fisiche o mentali impegnative, che ti diano l'opportunità di crescere e di progredire. Magari un tuo amico pratica un'attività che non ti dispiacerebbe provare... Non esitare e metticela tutta, ma assicurati poi di avere a disposizione del tempo per riposarti e recuperare.

Possedere un'infarinatura di conoscenze sugli aspetti positivi dello stress può aiutarti ad affrontare le sfide della vita. Le palpitazioni prima di una presentazione in ufficio, di un'uscita romantica o di qualche altra impresa aumenteranno le tue prestazioni. Lo stress, con il suo corollario di aumento della frequenza cardiaca, rientra nella strategia con cui il corpo prepara gli esseri umani in vista di uno sforzo e dunque, di per sé, non è un evento da temere né da evitare. Invece di sprecare risorse mentali a lottare contro la tua frequenza cardiaca, lasciala svolgere il suo compito al tuo servizio.

Sii consapevole dei micro-fattori di stress, quelle piccole dosi di stress quotidiano che sorgono, per esempio, quando guardiamo e rispondiamo continuamente ai commenti sui social, alle mail o ad altre notifiche del telefono. Anche se una singola occhiata di per sé produce una porzione minuscola di stress, nel corso della giornata tali attimi di distrazione si accumulano. Metti a punto dei metodi per ridurre questo stress inutile. Nel capitolo sul recupero attivo, troverai alcuni suggerimenti.

Infine, la solitudine è una fonte significativa di stress. Cerca di inserire nella tua giornata alcuni brevi incontri e, con il passare del tempo, rendili sempre più numerosi e frequenti. Sorridi ai passanti per strada, ringrazia il commesso del negozio e auguragli «buona giornata!», chiacchiera con un collega all'erogatore dell'acqua (non importa se parlate di lavoro o meno) e, quando esci per una passeggiata o una corsetta, annuisci e saluta chiunque incroci.

Come ridurre lo stress nelle giornate impegnative
- Cammina lentamente
- Invece di fare le scale, prendi l'ascensore
- Svolgi le faccende di casa al rallentatore
- Ogni tanto, respira profondamente e con calma. Anche delle micro-pause di respirazione, di soli venti secondi, fanno molto bene!

Kristin (43)

Sabato sono andata a un matrimonio. C'era tantissima gente e tantissimo alcol. È stata una serata fantastica. Normalmente, domenica mattina avrei cominciato a pulire casa abbastanza presto... Non sono il genere di persona che spreca un'intera giornata! Ma stavolta ho deciso di cambiare approccio e di concedermi un po' di riposo. Mi sono spaparanzata sul divano e, guardando una serie tivù con mio figlio minore, ho fatto l'unico pasto della giornata. Ho fatto una passeggiata tranquilla nel bosco. Ho concluso la serata sdraiata a letto e, respirando con calma dal naso, ho letto l'ultima bozza di *Segui il battito*. Oggi, per la prima volta, mi sono svegliata con la *Body Battery* a cento!

Fase tre: movimento ed esercizio fisico

Sì, puoi letteralmente fuggire di corsa dai tuoi problemi. Essere in forma è un buon antidoto contro la depressione. Tra i progressi più significativi della medicina preventiva, si annovera la consapevolezza che, migliorando la prestanza fisica, incrementiamo notevolmente le nostre chance di godere di una buona salute mentale e di essere più longevi. L'organo che trae più benefici dell'esercizio fisico è il cervello. Discendiamo da individui i cui sforzi fisici erano premiati con un rilascio ormonale che aumentava il loro benessere, irrobustiva il sistema immunitario, creava nuovi vasi sanguigni e rafforzava le sinapsi tra le cellule cerebrali. La sedentarietà, invece, genera nel corpo infiammazione cronica. Forse, per raggiungere la salute mentale, il percorso più rapido passa dall'esercizio fisico e non dalla psicoterapia verbale. Se non si è in buona forma *fisica*, è molto difficile stare bene mentalmente. Lo sforzo dovuto all'esercizio fisico consumerà il tuo *body budget* in una giornata specifica ma, nel lungo termine, un tale investimento darà i suoi frutti sotto forma di una più elevata variabilità della frequenza cardiaca, una maggior capacità di resistenza e sovrabbondanza di energie mentali.

Anita (58)

Le misurazioni mi hanno aiutato a trovare il giusto equilibrio di lavoro ed esercizio fisico e a scoprire, il che è altrettanto importante, di quanto recupero ho bisogno prima di passare all'attività successiva.

LA SCIENZA

Gli esseri umani si sono evoluti per restare in movimento. Il movimento è importante per tutto il corpo, ma soprattutto per il cervello. Quando usiamo i muscoli, nel sangue vengono secrete sostanze che rafforzano le sinapsi cerebrali. È fondamentale anche avere un cuore forte e dei vasi sanguigni solidi e puliti, in grado di garantire una flessibilità nel flusso sanguigno. Ogni giorno il cuore e i vasi sanguigni riforniscono ognuno dei trilioni di cellule di sangue carico di ossigeno, glucosio e nutrienti necessari per riparare e mantenere in vita i tessuti. Al contempo, il sangue (e anche la linfa) dovrebbe sbarazzarsi delle sostanze di scarto, come i materiali ormai inutilizzabili impiegati per la costruzione delle cellule, il diossido di carbonio e i detriti del metabolismo energetico cellulare. Il miglior contributo che possiamo dare per assicurare il funzionamento di un tale processo consiste nel muovere il corpo e, in questo senso, i movimenti più efficaci sono quelli leggeri, come per esempio l'atto di alzarci ogni tanto, interrompendo la posizione sedentaria. Un'ora di esercizio fisico intenso può compensare ventitré ore di inattività. Ecco un dato che rappresenta una vera e propria doccia fredda e di cui dovremmo tutti tenere conto: una sola settimana di inattività può incrementare l'insulino-resistenza, e dunque il rischio di diabete, del 700 percento.

Per assicurarsi che il sangue raggiunga tutte le cellule, i tessuti sono attraversati da *capillari*. Le cellule non sono mai a più di un decimillimetro da un vaso sanguigno. Disponiamo di un reticolo di capillari che, messi assieme, raggiungono una lunghezza due volte superiore alla circonferenza della Terra! Nei passaggi più piccoli tra le pareti dei capillari c'è spazio soltanto per un globulo rosso alla volta. Mi piace immaginare che il sangue, per raggiungere tutte le cellule che deve nutrire, ha bisogno di una bella spinta, e poi di venire strattonato di nuovo all'indietro verso il cuore, per cominciare un altro giro. Finché noi facciamo in modo di preservarlo, il sistema circolatorio lavora costantemente per noi.

Il sangue è fortunatissimo ad avere un motore come il cuore. La linfa non è altrettanto fortunata. I nostri muscoli si sono adattati a sospingerla qua e là per l'organismo. Nel corpo abbiamo cinque litri di sangue e quindici litri di linfa. Il sistema linfatico, con i suoi vasi linfatici e gli snodi disposti lungo il suo reticolo, funge da apparato circolatorio del sistema immunitario. Il fluido linfatico trasparente contiene cellule immunitarie, ormoni e proteine e trasporta anche i prodotti di scarto delle cellule che sono troppo ingombranti per passare attraverso il sistema circolatorio. Le cellule immunitarie pattugliano tutti i tessuti alla ricerca di infezioni, escrescenze cancerose e altre criticità da risolvere. L'accumulazione linfatica nei tessuti tende a contribuire in maniera significativa al tipo di infiammazione che può essere causata dall'inattività.

Degli studi norvegesi hanno dimostrato che gli anziani che fanno regolarmente moto riescono a vivere da soli, senza qualcuno che li aiuti in casa, mediamente quattordici anni in più dei loro coetanei che non fanno esercizio fisico. Questi dati rispecchiano la mia esperienza clinica. Le cause possono essere molteplici. Ovviamente, i muscoli incrementano la forza e l'equilibrio. Inoltre, ogni contrazione muscolare comporta il rilascio di citochine, soprattutto di interleuchina 6, che in questo contesto sopprime l'infiammazione (l'interleuchina 6 che origina dai tessuti adiposi crea invece infiammazione nei tessuti). Ampliando il numero di recettori insulinici, i muscoli più grandi ci proteggono dall'insulino-resistenza. L'esercizio fisico aumenta la quantità di mitocondri presenti nelle cellule (i mitocondri forniscono energia alle cellule) e dunque anche l'efficienza del metabolismo energetico. L'allenamento della forza contribuisce a far funzionare il corpo in maniera più armoniosa, a rallentare l'invecchiamento, a migliorare l'autostima, a ridurre il rischio di diabete, malattia cardiaca e infarto, a contrastare l'osteoporosi, lo stress e l'ansia.

Fortunatamente, basta una dose minima di esercizio fisico per generare enormi benefici per la salute. È dimostrato che anche soltanto trenta minuti di movimento moderato al giorno sono sufficienti per ottenere molti dei vantaggi dell'esercizio fisico. Una forma tanto leggera di esercizio può aiutarti a rientrare quasi immediatamente in modalità parasimpatica.

L'esercizio fisico è anche un metodo estremamente efficiente di affinamento della resilienza mentale e della salute mentale nel suo complesso. Quando la loro salute mentale si deteriora, molte persone si orientano automaticamente verso una forma di psicoterapia dialogante. Tuttavia, anche se puoi tradurre i problemi in parole, non è detto che riuscirai a risolverli parlando. In realtà, l'esercizio fisico sembra altrettanto efficace. Un buon esempio, tratto dai molti studi scientifici su questo tema, consiste nel fatto che spesso, quando delle persone abituate a fare molto esercizio fisico sono costrette a smettere di allenarsi per un certo periodo, piombano nell'ansia o nella depressione. Quindi, non è vero che ad allenarsi sono soltanto le persone mentalmente più solide... Anzi, è proprio il contrario. È stato l'esercizio fisico a renderle mentalmente forti. I ricercatori coinvolti in questo esperimento hanno avuto difficoltà a reclutare delle persone in ottima forma che, in quanto soggetti sperimentali, fossero disposte a rinunciare ad allenarsi per un lungo periodo. Non volevano predisporsi al grande sconforto mentale che deriva dall'interruzione dell'esercizio fisico.

L'interazione tra sistema muscoloscheletrico del corpo e organi interni, cervello compreso, si è evoluta nel corso di milioni di anni. I pedometri indossati dai membri delle attuali società di cacciatori-raccoglitori hanno dimostrato che gli individui facenti parte di simili gruppi umani compiono un esercizio fisico moderato per due o tre ore al giorno (quindicimila passi) e di tanto in tanto si impegnano in sforzi più notevoli. Il resto del tempo lo trascorrono molto rilassati. Questo è il rapporto tra movimento e riposo per cui si è evoluta la nostra fisiologia e che noi dobbiamo cercare di emulare. Vai spesso a fare esercizio fisico in natura, come i cacciatori-raccoglitori. Rafforzerai la tua flora intestinale e il sistema immunitario.

L'esercizio fisico viene da molto tempo utilizzato per sviluppare la resistenza mentale. Nelle società di cacciatori-raccoglitori, spesso si deve superare un rito di passaggio: un'impresa ardua, psicologicamente stressante, volta a preparare il giovane alle difficoltà della vita adulta. Se coraggio e resilienza fossero qualità acquisibili solamente parlando, allora basterebbe una chiacchierata. Ma per quanto dialogare la sera attorno al fuoco, dopo il fatto, può aiutarci a metabolizzare il vissuto, è proprio la tensione fisica del rito di passaggio a formare la precondizione fondamentale per sviluppare una forma di resilienza mentale.

Uno sforzo fisico che incrementa la frequenza cardiaca e il livello di stress viene definito *attività ormetica*. Si tratta di un dispendio di energia volontario, che mette il corpo a dura prova e che, con il giusto dosaggio e la giusta intensità, ci stimolerà, ci renderà più forti e più sani e ci preparerà in vista di una sessione, in futuro, ancora più intensa. Metodi come la sauna e il bagno nel ghiaccio, e appunto qualunque attività che incrementi la frequenza cardiaca, aumenteranno la nostra resilienza nei confronti dello stress involontario, che altrimenti rischia di sopraffarci e di suscitare sintomi ansiogeni. Le attività ormetiche, dunque, creano stress – uno stress a breve termine, sicuro, regolato e autoimposto – e incrementano così la nostra capacità di sentirci a nostro agio in circostanze disagevoli.

Attenzione: è possibile fare troppo esercizio fisico! Non è detto che lo sfiancante allenamento che oggi ha fatto schizzare alle stelle i tuoi parametri di forma ti garantirà una vita più lunga e sana. Un eccesso di sudore e di debito d'ossigeno rischia di generare infiammazione, mettere in allerta il sistema immunitario e stressare il corpo. L'esercizio fisico può anche inviare segnali inconsci al cervello. La parte antica e rettile del cervello solleva lo sguardo e dice: «Che succede? Guardala, corre come una matta! Dev'esserle successo qualcosa di brutto!». E così, per prevenire i danni a cui il corpo crede di essere esposto, vengono secreti gli ormoni dello stress.

Ecco a cosa serve un rilevatore della frequenza cardiaca, che ci mostra per quanto tempo, dopo una certa attività, il corpo rimane in modalità stressata.

Ellen (59)

Solo passeggiando con calma riesco a rimanere in modalità parasimpatica. Tutto il resto mi stressa TANTISSIMO. E infatti ho quasi smesso di fare attività sportive impegnative e sono passata allo yoga, al qig ong e alle camminate nel bosco.

Consigli di lettura

La gioia di muoversi: Come l'esercizio fisico aiuta a trovare la felicità, la speranza e il coraggio, Kelly McGonigal

Exercised: The Science of Physical Activity, Rest and Health, Daniel Lieberman

DALLA PRATICA MEDICA

Nel 2016 tenni un laboratorio di fotografia che comprendeva un soggiorno in Etiopia. Mentre mi preparavo per il viaggio, cercai di visualizzare nell'occhio della mente gli individui che avremmo incontrato all'arrivo. Fotografi come James Nachtwey e Sebastião Salgado (prenditi pure un secondo per cercare su Google i due nomi in questione + Etiopia) hanno scattato vari ritratti di queste persone fiere e orgogliose, che però morivano di fame, di malattie, a causa delle guerre e delle carestie. Durante le giornate trascorse nel cosiddetto «granaio dell'Africa», nonostante tutte queste criticità, ci imbattemmo in un popolo vigoroso e animato. Dai finestrini dell'autobus, lungo le strade deserte, vedemmo etiopi che facevano jogging per andare a scuola, al lavoro, a prendere l'acqua o a raccogliere la legna. Sembravano rilassati tanto quanto noi occidentali quando svoltiamo l'angolo per fare la spesa. Io ebbi l'impressione che quel loro modo di muoversi fosse una via di mezzo tra la camminata e la corsa.

Una sera, un gruppo di ballerini locali organizzò per noi uno spettacolo di danza, pieno di movimenti energetici e acrobatici, che durò più di due ore, senza pause. Ogni tanto, i più agili di noi venivano invitati a unirsi alla coreografia. Noi non ce la cavammo altrettanto bene. Oltre a essere carenti in fatto di ritmo e di grazia, prima di doverci risedere, rossi in volto e ansimanti, non eravamo in grado di saltare per più di qualche minuto. Gli addominali scolpiti degli etiopi umiliavano le ruote di scorta avvolte attorno ai nostri punti vita. Per me, fu un brusco risveglio. Mi chiesi se anche dentro di noi ci fosse una simile forza. Avevo molto da imparare da quelle persone! Da quella sera in poi, la mia prospettiva sulle potenzialità fisiche degli esseri umani cambiò per sempre.

Quando rientrai in Norvegia e ripresi la mia pratica medica, mi imbattei negli esempi opposti: persone che non facevano quasi mai moto. Non facevano nessun movimento in più dello stretto necessario per andare in bagno o uscire dalla macchina per entrare in un negozio.

Spesso i pazienti, durante la visita, lamentano dolori al petto. Io chiedo loro se avvertono delle fitte anche durante l'esercizio fisico. Molti sono costretti a pensarci a lungo. Spesso non ricordano quando è stata l'ultima volta in cui hanno praticato un'attività che incrementasse il battito. Non c'è dunque da sorprendersi se hanno il fiato corto o una capacità cardiaca ridotta. Quando ripenso ai corridori incrociati in Etiopia, mi dico che non c'è motivo per cui i miei pazienti in affanno debbano ritrovarsi in tali condizioni. Da medico è triste rendersi conto di quante persone non si prendano cura del proprio corpo. Mi fa soffrire vedere i risultati dell'inattività, cosce e gambe scheletriche che spuntano sotto grosse pance. Ciononostante, avendo fatto parte anch'io di una tale categoria umana, non ho difficoltà a comprendere come ci si possa ridurre in una situazione simile.

Molti pazienti con problemi cardiaci credono di essere in pericolo non appena la frequenza del cuore aumenta. Visto che durante il secolo scorso i medici raccomandavano il completo riposo a chi aveva avuto un infarto, non dobbiamo meravigliarcene. Oggi sappiamo invece che, dopo un infarto, bisogna ricominciare immediatamente a fare moto. Per la riabilitazione post-infarto, esistono appositi programmi di allenamento. L'esercizio fisico ad alta intensità è consigliato anche agli anziani, in modo da incrementare le loro chance di vivere a casa il più a lungo possibile, senza bisogno di qualcuno che li assista, sia a livello di cure fisiche sia facendo per loro delle piccole commissioni.

Spesso consiglio ai pazienti ansiosi o depressi di dedicarsi all'esercizio fisico. Alcune persone traggono giovamento dalla terapia farmacologica o dalla psicoterapia, ma purtroppo non mi capita spesso di meravigliarmi positivamente per i risultati ottenuti dagli sforzi medici nel campo della salute mentale. Mi imbatto in molti più pazienti convinti che una più frequente attività fisica li faccia sentire meglio mentalmente, che in pazienti i quali attribuiscono i propri progressi psichici al dialogo terapeutico o ai farmaci. Mettiti prima in forma e poi vedi quali sintomi ti rimangono. Questo è il mio consiglio: sia per te sia per me stesso.

Ma se ti senti sovrastato da una situazione specifica che include vari fattori di stress, sovraccaricarti anche di esercizio fisico rischia di rivelarsi una soluzione fallimentare. In tal caso, ti raccomanderei di prediligere la camminata rapida o l'allenamento di forza con pesi leggeri.

Morten (69)

Fare cardio/*interval training* mi permette di recuperare meglio, non necessariamente la notte stessa o la notte successiva, ma nel giro di tre o quattro giorni i benefici diventano evidenti. Muoversi e basta (camminare o andare in bici normalmente), indipendentemente dalla lunghezza del percorso, non sembra arrecarmi gli stessi benefici.

LA MIA ESPLORAZIONE

Questo è un altro ambito in cui devo chinare il capo per la vergogna e fare una confessione. Dopo aver smesso nel 1989 di andare in kayak, sport che praticavo con grande frequenza, non feci più esercizio fisico fino al 2014. Tentai con scarsa convinzione di allenarmi in palestra e, durante quei venticinque anni, andai a correre una decina di volte. Ancora più imbarazzante, a raccontarla, è la motivazione di un simile comportamento. Sul giornale, un medico aveva detto che l'esercizio fisico non ti elargisce una longevità maggiore rispetto al tempo effettivo che hai dedicato all'esercizio fisico. In sostanza, era una perdita di tempo. Purtroppo, nessuno confutò la tesi proposta dal medico in questione. Non ero affatto l'unico a servirmene come scusa per non allenarmi. La maggioranza delle persone, anche oggi, si muove troppo poco. Solo un norvegese su dieci fa almeno due ore e mezzo di movimento moderato alla settimana, il che è il minimo indispensabile.

La stima secondo cui a un'ora di esercizio fisico corrisponderebbe un'ora di vita in più si è rivelata assolutamente errata. Vari studi indicano che chi si esercita a moderata intensità per tre ore a settimana, cioè chi compie in media circa ottomila passi al giorno, vive sei anni più a lungo delle persone inattive. Se approssimiamo in maniera ascientifica l'aumento di longevità procurato da una pratica costante dell'esercizio fisico tra i trenta e gli ottant'anni, ricaviamo il seguente calcolo.

Fare esercizio per 150 ore all'anno per 50 anni comporta un investimento di 8000 ore. Sei anni di vita sono 53.000 ore. Il guadagno è perciò di 45.000 ore di vita. Quindi, se adottiamo tale proporzione, ogni ora dedicata all'esercizio fisico moderato ti frutterà sei o sette ore di vita in più. E anche se forse il mercato azionario potrebbe offrirti un simile ritorno di investimento nello stesso arco di tempo, stiamo parlando di benefici legati al benessere esistenziale che, a mio avviso, è una valuta ben più preziosa del denaro, non sei d'accordo?

Non appena mi resi conto di quanto ero stato ingenuo a non informarmi autonomamente sulla questione, cominciai a fare ogni giorno esercizi per gli addominali, prima ancora di scendere dal letto, seguiti da squat e flessioni. In combinazione con un programma di dimagrimento, questa nuova abitudine bastò a garantirmi uno scioccante rendez-vous allo specchio con un amico di vecchia data: un tizio snello e muscoloso che non incrociavo dai tempi delle superiori. Erano stati sufficienti due minuti di allenamento di forza al giorno: un quarto d'ora a settimana. Non era stato difficile. Mi sentii in imbarazzo per tutto il tempo in cui, invece di agire e risolvere il problema, mi ero lamentato con me stesso per il declino del mio corpo. Oltre agli esercizi di forza, iniziai a praticare, tra un paziente e l'altro, in ambulatorio, delle sessioni di corsa sul posto da un minuto.

Durante gli ultimi tre anni, per analizzare i miei allenamenti ho utilizzato dei rilevatori della frequenza cardiaca. I dati mi hanno mostrato se mi esercito e mi sforzo troppo o troppo poco. Una delle sorprese maggiori è stata scoprire quanto ci impiego a recuperare dopo aver fatto cento flessioni o cento squat. Anche se prima e dopo le serie mi sdraiavo sul divano, a tornare ai livelli di prima dell'allenamento la variabilità della frequenza cardiaca ci metteva spesso non meno di un'ora. Se facevo esercizio la sera, lo stress poteva benissimo protarsi nella notte e turbare il sonno. Molto probabilmente, era l'accumulo di acido lattico ad attivare il sistema nervoso simpatico.

Alla luce di queste nuove scoperte, ho capito che le mie sessioni di allenamento, all'epoca in cui ero un giovane praticante di kayak, erano state troppo intense. Ogni giorno ci esercitavamo allegramente fino allo stremo delle forze e non possedevamo strumenti in grado di dirci che stavamo andando in superallenamento. Oggi gli atleti, grazie all'utilizzo della variabilità della frequenza cardiaca e dei rilevatori, dispongono di ben altre opportunità per ottimizzare l'intensità degli allenamenti. Gli atleti di punta, negli sport di resistenza, si servono di misurazioni dell'acido lattico per rimanere il più possibile al di sotto di tale soglia. Così possono allenarsi di più.

Gradualmente, ho incrementato la frequenza dell'esercizio fisico fino a due o tre sessioni a settimana di forza e di resistenza. In soggiorno ho un vogatore, quindi sono incentivato a cominciare ad allenarmi. Faccio *interval training* a intensità relativamente alta: alterno quattro minuti di vogate veloci e tre minuti di vogate tranquille. Ripeto il ciclo quattro volte. Quando faccio jogging, corro mezz'ora. I miei allenamenti di forza durano un'ora, durante la quale, se sono a casa, guardo una partita di calcio oppure, se sono in palestra, ascolto un podcast. Se la *Body Battery* scarseggia o sono reduce da una giornata stressante, rinuncio all'allenamento.

Non appena scoprii che le docce fredde o tiepide riducono l'infiammazione prodotta dall'esercizio fisico, cominciai ad allenarmi anche durante le giornate più impegnative. Negli ultimi anni, ho sperimentato svariati metodi di allenamento per analizzarne gli effetti. Per lavorare a questo libro, ho deciso di trascorrere due mesi senza allenarmi e poi di ricominciare facendo esercizio in maniera più sistematica. Il periodo di inattività fisica è stato forse l'aspetto più difficile delle mie ricerche sulla fisiologia. Sono diventato più lamentoso e irritabile e, a causa della mancanza di moto, il mio benessere complessivo è diminuito. La bilancia ha attestato la perdita di quattro chili di muscoli. Dopo aver adottato uno stile di vita tanto passivo, è stato difficile ricominciare ad allenarmi, ma non appena ho ripreso, fortunatamente, ho notato un rapido miglioramento, tanto nel benessere quanto nella performance. Non tornerò più a essere inattivo! Ho imparato a calibrare la durata e l'intensità dell'esercizio fisico sui miei bisogni individuali, in vista del recupero. Se voglio evitare ricadute fisiologiche troppo intense, devo restare al di sotto della soglia dell'acido lattico. (N.B. non tutti gli orologi misurano i livelli di acido lattico, dei quali però si può calcolare una stima, deducendola dall'Hrv.) Durante la giornata svolgo sessioni da un minuto di attività che, come la corsa sul posto o il salto della corda, aumentano la frequenza cardiaca e mi concedo sempre almeno una giornata di riposo tra due allenamenti intensi.

Synnøve (38)

Ho sempre pensato che l'esercizio fisico mi desse energia e che, quando ero esausta, potessi recuperare con una sessione di allenamento. Avevo assolutamente torto!

LA TUA ESPLORAZIONE

Essere in buona forma fisica non serve soltanto per passeggiare in montagna o per salire una rampa di scale. La prestanza fisica contribuisce a far sì che il corpo sia sempre in grado di svolgere le proprie funzioni fondamentali con poco sforzo. Per illustrare questo punto, ricorro spesso a una metafora automobilistica. Se si è in pessima forma, è come ritrovarsi a guidare una macchina con il motore di un motorino. Il motore è costretto a salire di giri e, ciononostante, non si raggiungerà comunque una velocità elevata.

Dobbiamo assolutamente abituarci a un livello minimo di moto. Per ottenere dei benefici a lungo termine per la tua salute, devi praticare la giusta dose di esercizio. Possiamo anche andare in overdose da allenamento, come se si trattasse di un farmaco o di una droga. La stessa quantità di esercizio che oggi fa fruttare al massimo il tuo potenziale di forza può rivelarsi, sul lungo periodo, nociva per la tua salute. Se la tua routine quotidiana ti consuma, devi prestare molta attenzione al modo in cui fai esercizio. Allenandoti troppo, rischi di incrementare lo stress di un corpo già stressato. Tuttavia, non affrettarti a trarre conclusioni: certi individui, facendo esercizio, diventano *meno* stressati. Gli esseri umani hanno fisiologie diverse e quello che per qualcuno è un fattore negativo può essere invece un fattore positivo per un'altra persona.

Non ti ci vorrà molto per avvertire i primi vantaggi di un corpo sano. Forse, per raggiungere un livello di prestanza accettabile, ti basterà fare attività fisica moderata per mezz'ora al giorno, cinque giorni a settimana, per due o tre settimane. Se sei fuori forma, non esagerare all'inizio. Per esempio, comincia facendo una passeggiata di mezz'ora nel bosco, poi magari prolungala fino a un'ora e, per controllare se lo sforzo è stato sufficientemente intenso, osserva quanto ci metti a recuperare, cioè quanto tempo impiega la variabilità della frequenza cardiaca, dopo lo sforzo, ad attestarsi sui valori di prima della sessione. Nei primi tempi, perché la frequenza cardiaca ritorni normale, non dovrebbero trascorrere più di due o quattro ore, ma ricordati che in quest'ambito non ci sono regole. L'importante è che impari a confrontare lo sforzo compiuto con il grado di stress rilevabile nel tuo sistema. Se fai già molto esercizio fisico, dovresti assicurarti di recuperare abbastanza. Altrimenti, il tuo corpo rischia di non ottimizzare tutti i potenziali benefici delle attività che pratichi. Sappi che, in questo percorso, potresti imbatterti in molte sorprese.

Uno degli indicatori fondamentali per stabilire la tua salute complessiva è il massimo consumo di ossigeno, che attesta l'abilità del corpo di utilizzare l'ossigeno e dunque il tuo livello di forma. Alcuni rilevatori della frequenza cardiaca ne tengono conto e, quando esci per una passeggiata o una corsetta, sono in grado di calcolare questo parametro.

Svariati orologi Garmin sono dotati di un'utilissima funzione, che ti fornisce una stima di quanto impiegherai a recuperare dopo lo sforzo. La Whoop Band è programmata per consigliarti di calibrare l'intensità dell'esercizio fisico in base al sonno e al recupero. Se l'Oura Ring registra che l'allenamento del giorno prima è stato troppo spossante, l'indomani ti consiglia di riposare.

Assicurati di allenarti in un orario tale da non intaccare il sonno notturno. Se, per fare esercizio fisico prima di andare al lavoro, ti alzi troppo presto, rischi di perdere l'importante fase Rem che, come forse ricorderai di aver letto nel capitolo sul sonno, affina la memoria e la concentrazione durante la giornata. Se ti alleni troppo tardi la sera, metti a repentaglio l'inizio del riposo notturno, riducendo la prima fase del sonno, non-Rem e profonda, in cui vengono secreti molti ormoni della crescita, che contribuiscono a riparare le cellule e a far crescere i muscoli. Accorciando questa prima fase del sonno, rischi di ridurre i benefici dei tuoi allenamenti.

È prudente anche calibrare l'intensità della sessione di esercizio fisico in base ad altri fattori di stress a cui sei sottoposto. Tieni a mente che l'energia richiesta dal lavoro, dalla quotidianità e dalle relazioni proviene sempre dallo stesso *body budget*. Se sei reduce da una giornata difficile e la *Body Battery* è quasi a terra, alleggerire l'intensità dell'allenamento potrebbe rivelarsi un'ottima idea.

Ricordarti di allenare tanto la forza quanto la resistenza. Se fai un lavoro d'ufficio o sedentario, una o due volte all'ora prenditi una piccola pausa e corri da fermo. Esegui dieci squat o dieci flessioni. Se non riesci a fare flessioni a terra, falle contro la scrivania o contro la parete. Sei troppo impegnato? Anche un piccolissimo sforzo può produrre grandi risultati. È stato dimostrato che anche correre da fermi per venti secondi giova alla salute e, inoltre, incrementa la tua concentrazione per l'ora successiva. Sei proprio sicuro di non avere tempo?

Molti individui con un carico di stress eccessivo sono «bravi» ad allenarsi regolarmente e con intensità. Anche se sono impegnati o stanchi, riescono a trovare il tempo per una sessione di esercizio fisico in tarda serata. Tuttavia, così rischiano di sobbarcarsi un fardello eccessivo. Esiste una «zona verde», calcolata in base ai benefici di salute arrecati, dell'esercizio fisico. Secondo il cardiologo James O'Keefe, bisognerebbe fare jogging a passo lento o moderato per mezz'ora, due o tre volte a settimana, per una durata complessiva compresa tra un'ora e un'ora e mezzo alla settimana. Aumentare l'intensità o la durata della corsa non migliorerà il nostro benessere. Fare più di dieci ore alla settimana di esercizio fisico, invece, può nuocerci e accorciare la nostra aspettativa di vita. Per esempio, chi corre più di quaranta chilometri a settimana ha la stessa aspettativa di vita di chi non si allena affatto. Ciò è dovuto alla probabilità significativamente maggiore di calcificazione delle arterie coronarie cardiache (i vasi sanguigni che portano il sangue ossigenato al cuore) e a disturbi del ritmo cardiaco. Come abbiamo già spiegato, quando eravamo cacciatori-raccoglitori e vivevamo nello stato di natura, facevano moto moderato per due o tre ore al giorno e il resto del tempo lo trascorrevamo a riposo. Quindi, allenati con intensità moderata e non troppo a lungo. Se sei sottoposto a un imponente carico di stress, opta per una passeggiata, preferibilmente con del dislivello. Tra le attività benefiche per la salute, la camminata è forse quella contraddistinta dalla maggior efficienza energetica. Inoltre, cogli l'opportunità per sperimentare attività più leggere come lo stretching, il Tai Chi, i cinque riti tibetani o lo yoga. Queste discipline migliorano l'equilibrio, la flessibilità e l'agilità. Una volta che avrai ribilanciato i tuoi livelli di stress, potrai allenarti più intensamente.

A mano a mano che torni in forma, noterai dei miglioramenti nella variabilità «standard» della tua frequenza cardiaca. Durante la giornata, il corpo sarà in grado di svolgere con meno sforzo le proprie funzioni di base. Avrai rafforzato la pompa cardiaca e le cellule, avendo acquisito più mitocondri, lavoreranno in maniera più efficiente. Diventerai come una macchina dal motore potente che, pur mantenendo la stessa velocità, può attestarsi su un minor numero di giri e al contempo ha lo scatto necessario per accelerare in vista di un sorpasso o di una salita. Se invece hai «un cuore motore» debole, sarà come guidare un camion con il motore di una macchina. Per non fermarti devi andare al massimo, anche in pianura e a bassa velocità.

Per analizzare l'impatto sul corpo di una certa attività, devi rilassarti prima e dopo la sessione di allenamento. Quando l'organismo ritorna nelle stesse condizioni in cui versava prima dell'esercizio fisico, puoi misurare la quantità di stress fisiologico prodotto dallo sforzo. (Faccio riferimento ai monitor che, come l'orologio Garmin, ti mostrano l'andamento delle ultime ventiquattro ore.) Evita, inoltre, di mangiare durante questa parte della giornata, altrimenti rischi di incrementare la frequenza cardiaca e quindi di influenzare i risultati della rilevazione.

Oppure, invece che iniziare in maniera delicata, puoi partire con il botto. Cosa ne pensi di compiere un pellegrinaggio? Io ne ho fatti parecchi, da quello di Santiago di Compostela a quello di Nidaros. Dopo un mese di cammino, sarai in gran forma e avrai raggiunto il tuo obiettivo. Comincia però il pellegrinaggio a passo moderato e suddividilo in tappe più brevi, in modo da abituare tendini, legamenti e muscoli al lungo tragitto che li attende. Preventiva un giorno di riposo a settimana. Quando, dopo aver raggiunto la meta, tornerai a casa, avrai ampliato il raggio delle potenzialità che sai di poter realizzare. Avrai anche avuto il tempo e la tranquillità mentale per riflettere sulla tua esistenza e magari, durante il cammino, avrai persino risolto alcuni dei tuoi problemi. Ti sarai reso conto che, per quanto ardua e lunga fosse la strada, per arrivare fino in fondo ti è bastato procedere un passo per volta. Spesso dico ai pazienti che, se si ha un problema, bisogna fare una passeggiata. Se si è alle prese con un grande problema, è meglio andare in pellegrinaggio.

Una simile avventura sembra quasi inconcepibile per tutti coloro che faticano a trovare la motivazione per alzarsi e uscire dalla porta di casa. Se appartieni a questa categoria umana, ecco un piccolo trucco per te. Fatti aiutare dagli altri! Unisciti a un gruppo di camminatori della tua zona. Non tergiversare e fatti accompagnare da un amico, da un conoscente, da qualcuno che a sua volta ha bisogno di una spintarella, così da aiutarvi a vicenda. Siamo stati creati per lavorare assieme. Oltre ai benefici dell'esercizio fisico, ti godrai gli ormoni rilasciati dalla gioia di stare in compagnia.

Maria (36)
Quando mi alleno, la frequenza cardiaca sale rapidamente. Ho iniziato ad allenarmi moderatamente, invece di spossarmi del tutto. Così, poi ho più energia per il resto della giornata.

Programma d'avvio per l'esercizio quotidiano

Programma d'avvio per la forma
Trova, nei paraggi di casa tua, una collinetta con una lieve pendenza. Sali camminando o in corsa leggera e ridiscendi camminando lentamente. Se non sei in forma, la prima volta puoi compiere il tragitto completo anche una sola volta. Di sessione in sessione aggiungi sempre un giro, fino a raggiungere un numero che ti soddisfa. Puoi anche crearti un percorso di mezz'ora, oppure alternare camminata e corsa. Comincia pure con un minuto di corsa e aumenta ogni settimana di un minuto, fino a quando riuscirai a correre per l'intera mezz'ora.

Indipendentemente dal fatto che abiti in città o in campagna, o che ti alleni in gruppo o da solo, invita un amico a fare esercizio con te. Correre diventa più facile e più divertente. Scegli tre giorni fissi della settimana in cui correre o camminare. Segnali sull'agenda!

Con l'orologio, registra se dopo alcune settimane riesci ad aumentare la velocità o a compiere lo stesso percorso con una frequenza cardiaca più bassa. Alcuni rilevatori ti mostreranno anche un eventuale miglioramento nel consumo di ossigeno. Questa misurazione attesterà l'efficienza con cui il tuo corpo assorbe l'ossigeno.

Durante il tragitto, puoi ascoltare un podcast divulgativo sulla salute; a pagina 257 trovi una lista di podcast consigliati.

Fissa pure un obiettivo specifico, dandoti sei mesi di tempo, per il miglioramento della forma fisica e continua a osservare gli sviluppi nella variabilità della frequenza cardiaca e nella qualità del sonno.

Programma d'avvio per la forza

Squat, flessioni e addominali sono i tre esercizi fondamentali per rafforzare i muscoli.

Comincia facendo, per tutti e tre questi esercizi, una serie da uno. L'indomani, passa a due, il giorno successivo a tre, e avanti così. Quando sarai in grado di fare venti squat, venti flessioni e venti addominali, non aumentare più. A questo punto, riuscirai a completare l'intero programma in pochi minuti. Quando raggiungerai un tale livello e farai gli esercizi ogni giorno, puoi essere certo di disporre di una buona forza fisica. Prenditi tutto il tempo che ti serve per raggiungere un simile traguardo.

Se le flessioni classiche per te sono troppo ardue, inizialmente aiutati mantenendo le ginocchia sul pavimento, oppure fai flessioni in piedi, appoggiandoti al muro.

Affinando questi tre esercizi, irrobustirai vari muscoli e, a forza di allenarti, rafforzerai uno dei muscoli fondamentali: il cuore. I muscoli rilasciano sostanze che rafforzano le sinapsi cerebrali.

Ecco una regola da adottare: la mattina, lavati i denti solo dopo aver completato questa fruttuosa sessione di allenamento!

Tore (35)

Da poco più di un mese e mezzo, misuro i miei livelli di energia con la *Body Battery* dell'orologio Garmin. Finora, ho notato che gli allenamenti più brevi (e quelli a minore intensità, durante i quali la frequenza cardiaca resta bassa) incrementano la *Body Battery* e invece quelli più lunghi (e con una frequenza cardiaca più elevata) la consumano. Questi dati confermano perfettamente le mie esperienze in quanto istruttore di atletica e personal trainer.

Fase quattro: riposo attivo

C'è stato un tempo in cui le nostre giornate erano punteggiate da pause naturali, durante le quali non succedeva nulla. Tra un programma televisivo e l'altro, guardavamo il monoscopio sullo schermo. Per intrattenerci durante il tragitto in autobus, non avevamo l'iPhone né il Walkman. Oggi, possiamo ricevere notizie da tutto il pianeta e videochiamare persone ovunque nel mondo. Le notifiche di Facebook, Snapchat e Instagram, trillando, spezzano la nostra concentrazione. Ci ritroviamo sul fronte di un'aspra guerra per la nostra attenzione, ormai assurta ad appetibile risorsa. Le giornate sono inondate di dosi costanti di micro-fattori di stress e dunque, per ritagliarci degli intervalli di pace e di calma, dobbiamo prendere in mano la situazione. Altrimenti, il *body budget* non aumenterà.

Il riposo, però, non è per i deboli di cuore; richiede sforzo! Continuare a procedere a velocità elevata è più facile che fermare la macchina. Vale anche per lo stress. Dobbiamo cercare di individuare il freno, cioè perseguire in maniera proattiva uno stato di rilassamento.

Scopri in che modo tutte queste distrazioni influiscono sulla variabilità della tua frequenza cardiaca. Possiamo trasformare lo stress in pace mentale!

Ellen (58)

La cosa più importante che ho imparato in questo percorso è che, mentre credo di rilassarmi, in realtà non mi sto rilassando. Devo impegnarmi attivamente per far entrare il corpo in modalità parasimpatica.

LA SCIENZA

Il ricercatore Audun Myskja lo spiega bene nel suo libro *Kunsten å finne ro* (*L'arte di trovare la pace*). Lui la chiama «sindrome del fornello fisso sull'uno». Sostiene che molte persone che si consumano fino ad ammalarsi sono incapaci di calmarsi o di rilassarsi completamente. Il loro sistema nervoso fluttua impercettibilmente sulla fiamma più bassa. L'incapacità di rilassarsi e di entrare in una condizione di tranquillità esaurisce il sistema nervoso. Questa lieve usura è spesso inavvertita e può persistere per anni, fino al sopraggiungere di un fattore rilevante di stress, che ci fa perdere la bussola. In realtà, per innescare la «sindrome del fornello fisso sull'uno», basta una combinazione di dieta dannosa, eccesso di esercizio, sonno insufficiente e alcol. Questo vale per tutti, anche per chi nella propria quotidianità non sperimenta una dose elevata di stress.

Dobbiamo imparare ad aumentare e ad alleggerire la tensione del nostro sistema nervoso. Non lasciare che, come accade a molte persone, il nostro livello di stress oscilli in base alle circostanze esterne. Se non abbassi il «fornello» fino a metterlo sullo zero, è probabile che il tuo corpo non riesca ad attivare «il pulsante di recupero». Per far sì che il sistema nervoso riceva una quantità di riposo sufficiente a garantire la sostenibilità a lungo termine del suo funzionamento, dobbiamo spegnere regolarmente fino in fondo il nostro fornello interiore. Se scopri che per portare a termine questo compito hai bisogno di più rilassamento e di più calma di quello che pensavi, non sorprenderti.

Anche se *hai l'impressione* di riposare, non puoi esserne certo. Ci siamo ormai completamente abituati alla velocità con cui la vita ci sospinge in avanti. «Faccio quello che fanno tutti» mi disse mia moglie, i cui livelli di stress erano schizzati alle stelle. Le centonovantotto persone che, mentre lavoravo a questo libro, hanno sperimentato l'utilizzo dei rilevatori della frequenza cardiaca sono rimaste stupite dalla quantità di stress prodotto dalla loro quotidianità.

La maniera più facile di azionare il freno ha a che fare con il respiro, l'unico aspetto del sistema nervoso autonomo che siamo in grado di controllare consciamente. Nessuno può decidere di accelerare la digestione. Nessuno può rallentare il battito cardiaco. Tuttavia, possiamo calmarci respirando più piano oppure, se vogliamo aumentare marcia, respirare più in fretta. Abbiamo dunque a disposizione uno strumento altamente efficiente per regolare i nostri livelli di stress, una «leva fisiologica» sempre accessibile. Poiché il modo in cui respiriamo influenza la variabilità della frequenza cardiaca, con i rilevatori possiamo appurare se siamo in grado o meno di utilizzare il respiro per entrare in modalità parasimpatica rilassante.

Lo psicologo dello sport Jim Loehr scoprì che i tennisti dalle prestazioni migliori erano in grado di rallentare la propria frequenza cardiaca respirando con calma per i dieci o quindici secondi tra la fine di un punto e il servizio successivo. In un intervallo tanto breve, la loro frequenza cardiaca arrivava talvolta a diminuire anche di quindici battiti al secondo. Dopo due ore di gioco, era proprio questa differenza, apparentemente insignificante, a determinare il risultato del match. Simili tecniche possono esercitare un impatto notevole anche sul nostro lavoro sedentario e sulla nostra quotidianità. Per ricavare il surplus di energia necessario per le nostre giornate impegnative, basta fare in modo, ogni tanto, di rilassarsi per trenta secondi. Quando in Grecia venne abolita la siesta, l'incidenza di malattia cardiaca aumentò in maniera significativa in tutto il Paese. Ecco un altro esempio, che arriva direttamente dalla Nasa: un pilota che, prima di un volo a lunga distanza, fa un riposino di 26 minuti, incrementa il proprio stato di vigilanza dell'82 percento.

Le strategie coscienti per calmare il sistema nervoso simpatico e attivare il sistema nervoso parasimpatico sembrano ridurre l'infiammazione nel corpo. Spesso gli atleti, per compensare gli sforzi degli allenamenti, impiegano vari metodi, tra cui sonnellini, docce fredde e un sonno notturno più lungo e, per alleviare la pressione legata alla performance, molti sportivi praticano la meditazione. Queste tecniche possono diminuire l'infiammazione, migliorare la qualità del recupero e aumentare la variabilità della frequenza cardiaca.

Anche le persone che soffrono di infiammazione cronica per tutt'altre ragioni, rispetto agli atleti, hanno sperimentato l'efficacia di simili strategie, volte a sottoregolare il sistema nervoso.

Tore (35)

Combinando il digiuno e la meditazione, riesco a entrare rapidamente in modalità parasimpatica. Dopo una lunga giornata di lavoro, una passeggiata tranquilla nella natura sembra in grado di concludere l'attivazione simpatica nel mio corpo.

Lena (59)

Ho imparato che recupero meno meditando per venti minuti che giocando per dieci minuti a *Wordfeud* sul telefono.

Consigli di lettura

L'arte di riposare: Come trovare sollievo dal mondo contemporaneo, Claudia Hammond

La tranquillità è la chiave: La saggezza stoica per una vita piena, Ryan Holiday

DALLA PRATICA MEDICA

Uno dei primi aspetti che noto, nei pazienti, è se hanno o meno la capacità di trovare la calma interiore. Spesso, non appena li vedo varcare la porta, so già la risposta. Tale propensione varia moltissimo da una persona all'altra. Prenditi qualche minuto per rifletterci, passa mentalmente in rassegna il tuo circolo di conoscenze e pensa a quanto ognuno è diverso. Alcuni individui emanano pace mentale, altri energia e inquietudine.

In base alla mia esperienza, per riuscire a superare gravi stress nel corso di una lunga esistenza senza contrarre disturbi legati allo stile di vita, bisogna essere in grado di raggiungere un certo livello di pace interiore. Alcune persone dimostrano un'abilità naturale, forse perché, essendo cresciute in un ambiente improntato alla tranquillità, hanno modellato il proprio comportamento su un'attitudine rilassata. Altri, invece, sono nati in famiglie in cui era normale vivere un'esistenza indaffarata e aspettarsi sempre che tutti siano perennemente pieni di energia e «attivi». In simili contesti, il riposo era considerato una forma di «pigrizia». Anche il nostro temperamento personale congenito esercita un impatto significativo a riguardo. Alcune persone scoppiano di energia e altre tendono a essere più tranquille. Uno dei miei passatempi preferiti, da medico, consiste nell'osservare la pluralità caratteriale dei miei concittadini.

Moltissimi pazienti mi raccontano che, da quando aprono gli occhi la mattina a quando vanno a dormire la sera, la loro quotidianità è un susseguirsi ininterrotto di compiti da svolgere. La scarsa qualità del recupero notturno, conseguenza dei troppi impegni diurni, rende ancora più difficile la giornata successiva. Quindi, per fare il loro dovere, queste persone sono costrette a mobilitare una quantità ancora maggiore di risorse, di cui forse sono sprovvisti. Una vita del genere rischia quasi sempre, nel lungo periodo, di rivelarsi incompatibile con la buona salute.

Prima o poi, arriva il momento in cui gli appartenenti a questa categoria umana si presentano in un ambulatorio medico per chiedere aiuto e un certificato di malattia. Fino a poco tempo fa, la mia comunicazione con i pazienti si limitava a prendere in considerazione il problema da cui erano affetti. I rivelatori della frequenza cardiaca, però, ci hanno spalancato nuove possibilità. Ora possiamo confrontarci sulle loro misurazioni. Naturalmente, negli anni ho affinato un occhio clinico per indovinare quali pazienti utilizzano un monitor della frequenza cardiaca e dunque chiedo, a quelli che se ne avvalgono, di tirar fuori il telefono e mostrarmi i loro livelli di stress. Molti di loro hanno un'illuminazione improvvisa. Pochi dei miei pazienti erano consapevoli del potenziale dormiente nei loro rilevatori.

Con l'aiuto di un monitor della frequenza cardiaca, possiamo pianificare i giorni di malattia di un paziente, non soltanto seguendo le date del calendario, ma tenendo conto delle sue risorse energetiche. In fondo, le misure sanitarie più importanti vengono implementate tra una visita e l'altra. Tenendo traccia dei nostri livelli di energia, possiamo individuare i segnali iniziali di allarme e intervenire prima di aver raggiunto il punto di non ritorno, dopo il quale il recupero diventa immensamente più arduo.

Malin (37)

Ho scoperto i benefici che, d'estate, nella mia baita, mi arrecano i bagni freddi. Trascorrere alcuni minuti immersa nell'acqua a quattordici gradi riporta al minimo i livelli di stress. Se sono stressata, mi basta inspirare profondamente dal naso ed espirare dalla bocca alcune volte per ritornare a una modalità normale.

LA MIA ESPLORAZIONE

Ahahah! Quando lessi la notizia, non riuscii a trattenere una risata. Le infermiere dell'Emcc (Centro di comunicazione per le emergenze mediche) del Nordland Hospital di Bodø avevano frequentato un corso per imparare a respirare! Sembrava proprio un'attività inutile e sciocca, un vero spreco di tempo. Poi mi rimisi a studiare le forme d'onda dell'elettrocardiogramma e i risultati degli esami del sangue. Simili misurazioni mi permettevano di appoggiarmi a fatti solidi e concreti, che avrebbero dovuto interessare uno specializzando come il sottoscritto, eh sì, roba seria, mica deliri New Age.

I rilevatori della frequenza cardiaca, però, hanno dimostrato che a ridere per ultime furono proprio le infermiere dell'Emcc. Tra i fattori di maggior impatto sul sistema nervoso autonomo – le cui condizioni sono misurabili e analizzabili tramite la variabilità della frequenza cardiaca – si annoverano gli esercizi di respirazione, che attivano la modalità di riposo nella frequenza cardiaca. Il sistema di manutenzione del corpo sembra servirsi della qualità del respiro come segnale di innesco per i propri processi. Un po' come a forza di sorridere ci sentiamo davvero più felici, possiamo respirare in modo tale da incrementare la nostra serenità.

Quando cominciai a studiare i dati, non rimasi semplicemente sorpreso... Ero scioccato. Pensavo che la mia abilità di restare tranquillo e rilassato di fronte alle difficoltà dell'esistenza fosse piuttosto solida. Amici, parenti e conoscenti avevano passato la vita a dirmi: «sei sempre così calmo, Torkil». Il rilevatore della frequenza cardiaca, però, confutò completamente tale tesi e mi mostrò soltanto il minuscolo embrione di una condizione fisiologica coerente con la serenità interiore. Anche se all'esterno davo l'impressione di essere avvolto da un'aura di calma e dentro di me mi sentivo assolutamente in pace, sul monitor lessi dei risultati completamente diversi. Ovviamente, avevo molta strada da fare.

La mia incapacità di raggiungere la calma interiore, probabilmente, deriva dal fatto che soffro di una sindrome non diagnosticata da deficit dell'attenzione (Adhd). L'Adhd può forse spiegare il motivo per cui non ho mai avuto la pazienza necessaria per tenermi un impiego fisso e perché è proprio spaziando da un'attività all'altra che do il meglio di me stesso. La mia attenzione fluttua costantemente ed è raro che lavori per più di due settimane consecutive allo stesso progetto. Questa iperattività si manifesta perlopiù sotto forma di pensieri sovralimentati che sfrecciano nella mente. Ma avverto anche un'inquietudine fisica. Sedermi sul pouf per scrivere questo libro si è rivelato un esercizio estremamente arduo. Tuttavia, se voglio continuare a sfruttare l'opportunità di vivere un'esistenza girovaga, variegata e attiva e affacciarmi alla vecchiaia sano e con un corpo funzionante, devo imparare a raggiungere una qualche forma di calma interiore. Devo trovare un modo di inserire stabilmente la ricerca della calma nella mia routine quotidiana.

Anch'io, come molte altre persone, faccio estremamente fatica a trovare la calma interiore semplicemente restandomene seduto e rimanendo presente. Forse è per questo che la fotografia mi ha sempre attirato. Mi costringe a concentrarmi su qualcosa e a essere intensamente presente. Immagina la mia sorpresa nello scoprire la realtà opposta dei fatti: nonostante le mie convinzioni a riguardo, la fotografia non attiva in me il sistema parasimpatico, bensì quello *simpatico*. Il sistema nervoso simpatico è noto per essere collegato alla paura, alla fuga, alla paralisi e ad altri stati negativi, ma ho appurato che è connesso anche ad attività positive come la caccia, il gioco e ad altri svaghi appassionanti.

Nella mia ricerca della calma, i risultati migliori li ho riscontrati facendo semplici esercizi di respirazione e meditazione con la fascia Muse 2, uno strumento di *neurofeedback* che sfrutta le onde cerebrali per aiutarti a trovare la calma durante la meditazione. Sono anche bravo a fare dei sonnellini, soprattutto se la notte prima ho dormito male o dopo aver avuto una giornata particolarmente stancante. Impiego varie tecniche di rilassamento anche per ritagliarmi, mentre lavoro, brevi pause di pochi secondi, o di qualche minuto, che talvolta estendo fino a mezz'ora. Ognuno di questi metodi mi fornisce un surplus di energia, che poi mi permette di dare il massimo nelle ore successive.

Ogni tanto, quando lo stress si accumula o dopo un allenamento intenso, mi prendo qualche giorno di riposo, in cui procedo a rallentatore, come quando sono in vacanza e passeggio sulla battigia. Invece che flessioni e squat, faccio esercizi di stretching. Dopo alcune giornate all'insegna della calma, dormo particolarmente bene e al mattino mi sento in gran forma, ricaricato e pronto per nuove sfide.

Mi sono accorto che gli esercizi di respirazione, la mindfulness e la meditazione influiscono positivamente sulla variabilità della mia frequenza cardiaca, fatto salvo quando compio simili attività subito dopo cena o in seguito a un allenamento estenuante, quando è come se il carico di stress gravante sulla mia fisiologia fosse troppo massiccio per consentire a questi metodi di esercitare la propria funzione. In tali frangenti, ho l'impressione di nuotare controcorrente, senza muovermi di un centimetro. Se l'attivazione simpatica è innescata dai normali impegni quotidiani – che si tratti di una conversazione stimolante, di attività più leggere come riordinare la casa e il giardinaggio, o dallo stress mentale prodotto dal sudoku o da un cruciverba – allora mi riesce più facile entrare, anche grazie a queste tecniche, in modalità rilassata, parasimpatica.

Ellen (58)

Immagina che un'attività semplicissima, gratuita e che richiede pochissimo sforzo come gli esercizi di respirazione possa fare miracoli per la tua fisiologia! Perché il sistema sanitario non ne parla?

LA TUA ESPLORAZIONE

Consideri il rilassamento una forma di pigrizia? Procedere a massima velocità per tutto il giorno è davvero consigliabile? Una quantità impressionante di persone «piene di energia» contraggono disturbi dello stress come mal di testa, emicranie, dolori muscolari, burn-out e spossatezza. Non si concedono mai di riposare. Forse hanno bisogno che sia il rilevatore della frequenza cardiaca ad autorizzarli a calmarsi e a riposarsi... Per mantenere un buon livello di efficienza nel lungo termine, il rilassamento è cruciale. Se appartieni anche tu alla categoria di individui che durante la giornata non si fermano mai, spero che l'impiego di un monitor ti fornisca la motivazione per ritagliarti, nel bel mezzo della tua vita stressante, una meritata pausa per riposare. Qui sotto trovi degli esercizi utili con cui calmare il tuo corpo.

Sonnellino: comincia dal metodo più semplice, il sonnellino. Non dovrebbe durare più di venticinque minuti ma, se in questo mi assomigli, impiegherai qualche minuto a addormentarti. Imposta il timer su mezz'ora. Così eviterai di svegliarti dal sonno profondo, il che potrebbe essere spiacevole e nuocere al riposo notturno. Se non riesci a addormentarti, ti sarai comunque ricaricato un po'. Chiudendo gli occhi, segnali al cervello di trovarti in un ambiente tranquillo. Per non deteriorare il sonno notturno, ti consiglio di programmare il sonnellino nel primo pomeriggio, ma puoi sperimentare e trovare da solo l'orario che più ti aggrada.

Esercizi di respirazione: gli esercizi di respirazione pura, come per esempio il *wave breathing* o il *resonant breathing*, sono forse i metodi in assoluto più efficaci per calmare il sistema nervoso. Io uso l'app Awesome Breathing, ma puoi trovarne infinite altre. Vari smartwatch hanno una funzione dedicata agli esercizi di respirazione e, rilevando i tuoi livelli di stress, ti mostrano i risultati delle tue pratiche.

Il segreto di questi esercizi consiste nel respirare con calma e nell'espirare più lentamente di quanto si inspira. Il mio ritmo di respirazione preferito prevede quattro secondi di ispirazione e sei secondi di espirazione, inspirando dal naso e, se possibile, espirando dalla bocca. Così respiro circa dieci volte per minuto, la metà di quanto respiriamo in condizioni normali. Puoi anche utilizzare queste tecniche mentre ti accingi a entrare in un contesto che intuisci essere stressante, per esempio prima di partecipare a una riunione o prima di tenere una conferenza.

Quando respiriamo con calma, facciamo credere al cervello che tutto vada bene e che non vi sia bisogno di secernere gli ormoni dello stress. Ricorda che, come hai imparato nel capitolo sullo stress, non devi necessariamente rimuovere o sfuggire alla sensazione di stress. La risposta di stress rientra nella strategia con cui il corpo si prepara a compiere uno sforzo e combattere contro tale sensazione potrebbe essere più spossante che, invece, sfruttarla a proprio vantaggio. Un minuto di respirazione tranquilla può esserti utile per ridurre l'intensità dello stress.

Se riesci a fare venti minuti di fila, va benissimo, ma varie sessioni da due minuti nell'arco della giornata potrebbero essere altrettanto efficaci. Se non puoi prenderti venti minuti al giorno, allora forse hai problemi più grossi da risolvere e dovresti alleggerire la tua agenda. Rammenta che eseguire simili attività è un investimento che genera benessere nel presente, maggiore produttività nel corso della giornata e una salute migliore negli anni a venire.

La **mindfulness** è una tecnica o un metodo che ti aiuta a essere più presente a te stesso. Rispetto agli esercizi di respirazione, tende a richiedere più sforzo e maggiore pratica. Mi sono accorto che la fotografia e i pellegrinaggi mi hanno reso più presente e attento nei confronti di ciò che mi circonda, contribuendo così a farmi sperimentare, durante la giornata, dei «momenti di micro-mindfulness» naturale. Ogni tanto, fermati, guardati attorno e resta presente per qualche istante; sii consapevole di tutti i dettagli, nell'ambiente in cui ti trovi, di cui di solito non ti accorgi. Una delle lezioni che ho imparato scattando fotografie è che a ogni attimo siamo circondati da piccoli miracoli, di cui dobbiamo soltanto renderci conto. Quanti ne riesci a individuare? Passa le dita su varie superfici e poi descriviti le diverse sensazioni sperimentate. Ognuna di queste esperienze sensoriali ti radica nel momento presente.

La **meditazione** è un'altra forma efficace di rilassamento attivo che richiede una certa conoscenza. Esistono vari tipi di meditazione. L'Oura Ring offre sessioni di meditazione guidata e ambienti sonori contraddistinti dal rumore delle onde, dai suoni della foresta e da musica rilassante. Puoi anche usare l'Oura Ring per misurare i tuoi livelli di stress e dunque scoprire i risultati della tua pratica meditativa.

Scrivere può ridurre lo stress. Non devi per forza dialogare con qualcuno in un contesto psicoterapeutico: puoi cominciare a «parlare» con te stesso. Tenere un diario può infatti essere efficace quanto la psicoterapia e, inoltre, ha il vantaggio di essere un'attività gratuita e sempre praticabile. Io cerco di scrivere qualche riga sia al mattino sia alla sera, una specie di segnalibro della giornata. Spesso, la mattina, sorgono idee che si rivelano utili nelle ore successive. O magari la sera hai bisogno di buttare fuori un po' di frustrazione... Prima di andare a letto, è utile lasciarsi alle spalle la giornata appena trascorsa, scrivendo poche frasi che la riassumono per sommi capi. Quando chiudi il diario, in un certo senso metti fine alla giornata. Un tratto in comune a molte persone di successo consiste proprio nello scrivere e prendere appunti. Una volta annotati su carta, i pensieri che ti sfrecciano in testa e ti impediscono di rilassarti spesso assumono una coloritura diversa. Se non le fissi subito, le buone idee appaiono e scompaiono in fretta. Io, per ogni evenienza, ho sempre un taccuino e una penna pronti, in tasca.

Se però pensi che tali metodi siano troppo difficili da mettere in pratica, allora tenta il trucco più facile in assoluto: sdraiati sul pavimento e chiudi gli occhi per due minuti.

Tutti questi esercizi ti forniscono la possibilità di controllare parzialmente il tuo sistema nervoso autonomo. Anche se la prospettiva di cominciare un esercizio con l'obiettivo di acquisire il controllo può sembrarci stressante, la futura ricompensa, ovvero un accesso più immediato alla calma mentale, vale sicuramente la pena.

Lillian (50)

Quando mi trovo in un ambiente fresco, il mio corpo va in modalità parasimpatica. Se sono rimasta seduta sotto il sole scottante, entro in casa. La notte, per dormire, tengo fresca la mia stanza. Dopo la spiaggia, faccio la doccia fredda. La mattina, al risveglio, mi siedo quasi nuda in soggiorno. Così riesco a rilassarmi, bevendo una tazza di caffè, senza entrare in modalità simpatica.

Aumenta il consumo di ossigeno respirando dal naso

Come forse ricorderai, respirare dal naso invece che dalla bocca aumenta la quantità di ossigeno che raggiunge i tessuti. Inoltre, ci permette di ricevere una sovrabbondanza di ossidi di azoto, che incrementano l'efficienza del cervello e dilatano i vasi sanguigni, migliorando di conseguenza la circolazione. Quando respiriamo dal naso, facciamo comunicare meglio le nostre cellule cerebrali, affiniamo la qualità del sonno e riduciamo l'infiammazione. Sfrutta i periodi di recupero attivo a tua disposizione per ricordarti, nel frattempo, di respirare dal naso!

Fase cinque: pasti e dieta

Il cibo ha un impatto enorme sul sistema nervoso autonomo e sullo stato infiammatorio del corpo. Il tipo e la quantità di alimenti di cui ci nutriamo e l'orario dei pasti sono fattori importanti per bilanciare il *body budget*, sia a livello giornaliero sia nel lungo termine.

Il processo della digestione e dell'ispezione del cibo per individuare possibili infezioni o altri agenti dannosi, e la conseguente distribuzione delle sostanze nutritive nelle zone giuste del corpo, richiedono un grande dispendio di energia, prelevata dal *body budget*. Abbiamo tutti bisogno di un approvvigionamento costante di cibo e, quindi, può esserci utile riflettere su ciò che mangiamo, quando mangiamo e quanto mangiamo: non soltanto da un punto di vista nutritivo, ma anche a livello fisiologico. Magari ti verrà voglia di sperimentare un altro metodo per calmare la tua fisiologia: *non* mangiare.

Synnøve (38)

Scoprire quanto stress produce una cena abbondante mi ha aperto gli occhi. Si tratta di un cambiamento relativamente semplice da adottare. Provare una leggera fame non mi è mai piaciuto, ma ora mi sono resa conto che il mio corpo e la mia mente, in merito, hanno opinioni discordanti.

ALCUNI CHIARIMENTI

Per quanto riguarda gli altri capitoli e le altre parti di questo libro, c'è un ampio livello di consenso scientifico riguardo alle procedure necessarie per migliorare la salute. Sull'importanza del sonno, dell'esercizio fisico, di mantenere un equilibrio dello stress e di ridurre l'uso di alcol e tabacco, restano ormai pochi dubbi. Sono anni, invece, che discutiamo di cosa sia meglio mangiare. Dibattiamo ininterrottamente del computo delle calorie e delle varie sostanze nutritive; talvolta si ha l'impressione che sia in corso una guerra tra sostenitori della dieta paleo, vegetariani, vegani, seguaci della keto e di altre diete. Sembra però essere stato quasi completamente ignorato l'impatto del cibo sulle condizioni del sistema nervoso autonomo, sia a livello diretto (attraverso l'ingestione) sia a livello indiretto (tramite gli effetti causati dal cibo sui livelli di infiammazione corporea), sia per quanto riguarda le ricadute sulla flora intestinale. Con la rilevazione della variabilità della frequenza cardiaca, possiamo analizzare tutti questi fattori.

Devo confessare, però, che anche dopo essermi confrontato con vari nutrizionisti, non ho ancora trovato nessun esperto degli effetti della dieta sulla variabilità della frequenza cardiaca. Tutte le mie scoperte in quest'ambito, dunque, vanno considerate alla stregua di una cauta ricognizione preliminare in un territorio completamente ignoto. Rendendomi conto del notevole impatto della dieta sui miei livelli di stress, tuttavia, mi sono molto incuriosito.

Non sono affatto uno specialista di dieta e nutrizione. Pur avendo letto molta letteratura scientifica e ascoltato vari podcast, ho qualche remora a parlare di tutti i metodi alimentari che si presentano come salutari. Invece, ho scelto di concentrarmi su una variante dietetica che svariati esperti considerano sana, una sorta di dieta flexitariana/a basso consumo di carboidrati, contraddistinta da un minimo di carboidrati raffinati a rilascio rapido e di alimenti ultra-processati. In questa dieta, a base vegetale, si mangia perlopiù «vero cibo»: il genere di alimenti che la tua bisnonna avrebbe considerato edibili. La dieta in questione, molto simile alla cosiddetta dieta mediterranea, prevede anche, oltre a un consumo modico di carne e pesce, di evitare il più possibile lo zucchero e la farina, che causano rapidi picchi glicemici. Anche se dei dietologi esperti saprebbero certamente individuare delle discrepanze nel mio lavoro, mi sono impegnato a mettere a punto una dieta antinfiammatoria, in grado di produrre i migliori risultati nella rilevazione della frequenza cardiaca, e che al contempo ci fornisca le sostanze nutritive di cui il corpo ha bisogno. Sono consapevole che quella che vi propongo è solo una tra le varie diete efficaci.

LA SCIENZA

Questa sezione sulla scienza, tra quelle presenti nelle varie fasi di questo libro, è una delle più lunghe. La dieta è, infatti, un tema estremamente complesso. Forse ti imbatterai in termini e concetti nuovi, che ti sembreranno difficili. Tuttavia, ecco il succo di questa sezione: cerca di mangiare tanta frutta e verdura di ogni tipo e, preferibilmente, di ogni colore dell'arcobaleno. Cerca di mangiare quando fuori c'è ancora luce e all'interno di una finestra temporale complessiva di dieci ore. Evita il più possibile il cibo ultra-processato e il cibo contenente grandi quantità di carboidrati raffinati come pane bianco, riso bianco, pasta non integrale, panini, dolci, torte, biscotti e merendine. Il nostro sistema digerente non si è evoluto per metabolizzare questi alimenti. Mangia fino a saziarti ma, per non incrementare lo stato infiammatorio del corpo, non riempirti troppo. Dissetati con l'acqua.

Seguire una dieta simile è importante, perché la digestione è legata al sistema immunitario. Mangiare il cibo sbagliato al momento sbagliato aumenta il grado di infiammazione corporea. Inoltre, il cibo poco nutriente può inibire il funzionamento delle cellule.

Molte malattie e morti premature sono causate dal cibo che mangiamo. Le stime variano ma, secondo molteplici studi, una dieta scadente può abbreviare la vita fino a un massimo di dieci anni. Particolarmente nocivi sembrano essere gli alimenti ultra-processati, ossia il cibo processato per essere appetibile, e dunque farti venire voglia di mangiarne ancora, e conservarsi il più a lungo possibile: alimenti buoni per arricchire chi li produce, ma non per la tua salute. Il cibo ultra-processato è spesso un miscuglio funesto e altamente calorico di grassi e carboidrati a rilascio rapido. Le salutari fibre sono state rimosse per facilitare il congelamento, spesso necessario per il trasporto o l'immagazzinamento. Tale cibo, ricco da un punto di vista energetico ma privo di nutrienti, tende a innescare un picco di dopamina. Le sane cellule animali o vegetali, da cui anche simili cibi traggono origine, sono state triturate in una polvere che il nostro sistema digestivo non è in grado di metabolizzare. Questi alimenti vengono assorbiti troppo in fretta dal sistema intestinale. Alla lunga, tale dinamica porta a un malfunzionamento degli intestini, che consentirà ai batteri di entrare nel flusso sanguigno e di creare infiammazione cronica nel corpo. Inoltre, gli additivi che dovrebbero impedire la comparsa di batteri durante il lungo periodo trascorso dal prodotto sullo scaffale del supermercato danneggeranno i batteri buoni presenti nell'intestino. Gli addensanti, che regolano la consistenza degli alimenti, possono deteriorare la mucosa intestinale. Secondo la biologa nutrizionista Marit Kolby, durante la produzione industriale il cibo ultra-processato viene talmente alterato da non poter più minimamente contribuire al nostro benessere. Alla categoria del cibo ultra-processato appartengono pasti pronti, cene surgelate, bevande gassate, energy drink, dolci, biscotti, merendine, torte, cereali zuccherati, gelato, margarina, snack e tanti altri alimenti.

Una dieta a base di carboidrati a rilascio rapido è legata allo sviluppo di insulino-resistenza. Uno dei sintomi cardine degli stadi avanzati dell'insulino-resistenza è il diabete di tipo 2. Tuttavia, prima che un medico sia in grado di diagnosticarti il diabete, l'insulino-resistenza avrà danneggiato il tuo corpo per quindici o vent'anni. L'insulina è un ormone, secreto dal pancreas, che sovrintende all'assorbimento del glucosio (zucchero) presente nel sangue nelle varie cellule del corpo, che se ne servono per svolgere le proprie funzioni.

Quando mangiamo molti carboidrati, i livelli di insulina schizzano alle stelle e le cellule, venendo sopraffatte, reagiscono riducendo il numero di recettori preposti all'assorbimento di glucosio. Si «coprono le orecchie». All'inizio della storia umana, si mangiavano pochissimi carboidrati e perciò le nostre cellule non si sono evolute per gestire una dieta come quella odierna, in cui abbiamo accesso per tutto l'anno a un'enorme quantità di carboidrati raffinati. Poiché tutte le cellule necessitano di un approvvigionamento di glucosio, l'insulino-resistenza riduce le risorse energetiche di ogni cellula del corpo e il glucosio, non potendo più entrare nelle cellule che ne hanno bisogno, ristagna dove non dovrebbe stare: nel flusso sanguigno, di cui diminuisce gradualmente la circolazione corporea. Quindi, nonostante il sangue sia pieno di glucosio, la performance cellulare cala a causa della carenza di carburante, che le cellule non riescono ad assorbire. Per anni, prima che arrivi la diagnosi di diabete, il funzionamento di tutti gli organi, cervello compreso, viene gravato da tale dinamica.

L'insulino-resistenza causa uno stato generale di infiammazione corporea e, nel tempo, porta alla cosiddetta sindrome metabolica, una combinazione di alta pressione sanguigna, diabete, obesità, eccesso di grasso addominale e livelli troppo elevati di colesterolo. Si stima che un adulto su tre, nel Regno Unito, soffra di sindrome metabolica, ma probabilmente le persone affette dagli stadi iniziali di questa patologia sono altrettante. Quindi, parliamo di quasi diciassette milioni di britannici a rischio. Ognuna delle patologie che costituiscono la sindrome metabolica aumenta le probabilità di contrarre altre malattie, che complessivamente causano molti dei disturbi legati allo stile di vita di cui abbiamo già discusso, dalla demenza, al cancro, alla malattia cardiovascolare. La stragrande maggioranza delle patologie legate allo stile di vita sono tanto provocate quanto aggravate dall'insulino-resistenza, eppure molti pazienti non sanno nulla di questa sindrome. Purtroppo, anche i medici a riguardo sono spesso ignoranti.

Oggi vanno molto di moda le diete *low-carb*, con pochissimi carboidrati a rilascio rapido e molti grassi e proteine. Adottando questo tipo di alimentazione, si entra in uno stato in cui si producono molti corpi chetonici (un sottoprodotto del metabolismo dei grassi). Le cellule possono usare i corpi chetonici come carburante. Prima, i chetoni erano considerati scarti metabolici. Oggi si è appurato che sono un carburante eccellente per tutte le cellule, comprese quelle del cervello e dei muscoli. I chetoni sono un messaggero chimico che incrementa anche il numero di mitocondri (centri energetici) delle cellule, riduce lo stress ossidativo (sorta di irrancidimento del corpo) e regola l'infiammazione.

È importante notare che il vero cibo naturale contribuisce al mantenimento di una sana flora intestinale. Soltanto negli ultimi dieci anni, dopo essere sempre stata un argomento da evitare, la flora intestinale è stata riconosciuta come uno dei fattori che influenzano maggiormente il sistema immunitario. Un tempo si praticava l'irrigazione del colon. Oggi impazzano le *crapsules,* capsule contenenti feci. In passato, la nostra conoscenza della flora intestinale si limitava all'*Escherichia Coli*, ma ormai abbiamo catalogato millecinquecento specie batteriche che cooperano a stretto giro con il sistema immunitario corporeo. Se nei nostri intestini abbiamo una buona varietà di batteri utili, il corpo sarà meno infiammato. Detto per inciso, il numero di cellule batteriche presente nei nostri intestini è maggiore del numero di cellule del nostro corpo. Dobbiamo lavorare in tandem!

Tanto una dieta sbagliata quanto la diffusione degli antibiotici hanno contribuito a decimare la flora intestinale. Nelle nostre società occidentali, tendiamo ad avere il 30 percento della diversità batterica intestinale rispetto a quella, considerata ottimale, dei cacciatori-raccoglitori. Come possiamo incoraggiare i batteri buoni? Mangiando fibre, verdura e frutta. Ingerisci vegetali di ogni colore e prendi l'arcobaleno a modello del tipo e della varietà del cibo che dovresti mangiare. Nel suo libro *Presi per la gola*, il medico e dietologo Tim Spector scrive che, se possibile, nell'arco di una settimana dovremmo assumere trenta tipi diversi di cibo vegetale.

Come accennavo prima, la scienza non sa ancora di preciso in che modo la nutrizione influenzi il sistema nervoso centrale. Tuttavia, molte persone scopriranno presto che la quantità di cibo ingerito e l'orario dei pasti esercitano un effetto percepibile sulla variabilità della frequenza cardiaca. Certi tipi di cibo avranno su di te un impatto maggiore che su altre persone. In quest'ambito, siamo tutti dei pionieri e le tue scoperte sulle ricadute della dieta sul sistema nervoso saranno all'avanguardia della ricerca medica.

Quando mangi, oltre ad assumere le sostanze nutritive, costringi il sistema immunitario a innescare uno stato di temporanea infiammazione. Il semplice atto di fare un pasto, a causa del rilascio di ossidanti e radicali liberi (sottoprodotti del metabolismo energetico) durante la digestione, provoca un certo livello di infiammazione. Per quattro ore, dopo mangiato, la barriera intestinale semipermeabile permetterà ai batteri intestinali di entrare nel flusso sanguigno e attivare l'infiammazione. Si tratta di un processo normale e temporaneo. Un pasto ricco di fibre e di composti fitochimici (cibo vegetale) risigilla la barriera intestinale e digiunare per un certo periodo la rafforza. Pasti troppo calorici e frequenti, il consumo di cibi contenenti un'alta percentuale di fruttosio e di grassi, soprattutto saturi, e le intolleranze alimentari aggravano il gocciolamento nella barriera intestinale e lo rendono infiammatorio.

Annette (38)

Mi ha sorpreso scoprire quante energie richiede la digestione. Cerco di non mangiare troppo tardi la sera. Non è sempre facile evitarlo, ma ho acquisito maggiore consapevolezza e, nei giorni in cui riesco a mangiare presto, sono felice. L'indomani mattina, i valori dell'orologio mostrano subito un miglioramento. Al risveglio, constatando che la *Body Battery* si è ricaricata molto più di quando invece mangio tardi, mi sento appagata.

Qualche mese fa ho smesso di fare colazione. Sto pensando di stabilire, durante la giornata, una finestra temporale in cui mangiare, in modo che il mio corpo possa impiegare le proprie energie in funzioni non legate alla digestione. Prima facevo un sacco di spuntini ma, da quando ho cominciato a usare l'orologio Garmin, ho smesso.

Scegliere cosa mangiare è importante, ma forse decidere *quando* mangiare è ancora più cruciale, come del resto quando *non* mangiare. Il digiuno periodico comporta il consumo di poche o nessuna caloria per alcuni giorni alla settimana, come nel caso della dieta 5:2, in cui per due giorni si assumono al massimo ottocento calorie. Il digiuno intermittente prevede di mangiare solo durante un certo periodo della giornata, che può variare dalle sei alle dieci ore. Studi su soggetti animali e umani hanno dimostrato che una tale forma di digiuno, oltre a portare a una perdita di peso e a una riduzione dei radicali liberi presenti nel corpo, migliora la regolazione insulinica e aumenta la resistenza allo stress. I meccanismi di questo processo sono ancora parzialmente ignoti ma, secondo il ricercatore Rangan Chatterjee, tra i vantaggi del digiuno periodico si annoverano minore infiammazione, efficientamento dei mitocondri, rafforzamento del sistema immunitario, miglioramento della flora intestinale, aumento dell'appetito e maggior efficacia nell'espulsione dei prodotti di scarto.

Tore (35)

Le rilevazioni mi hanno permesso di sviluppare una comprensione più profonda della mia fisiologia e delle reazioni del corpo a vari tipi di stress. Nello scoprire che, durante i digiuni, entravo in modalità di recupero, sono rimasto particolarmente sorpreso. Prima, pensavo che fosse il contrario.

Durante i digiuni, le cellule diventano più efficienti nel riparare le molecole danneggiate. Se, per tutto l'arco di tempo in cui siamo svegli, costringiamo gli organi a digerire il cibo, impediamo loro di svolgere il lavoro di riparazione e pulizia. Si stima che durante la giornata venga danneggiato il 10 percento delle nostre cellule intestinali, che poi vanno riparate o distrutte. Per eseguire tale procedura, detta *autofagia*, di cui stiamo appena cominciando a comprendere l'importanza, gli intestini devono essere vuoti. Autofagia significa «autodivoramento». Le cellule disintegrano le componenti disfunzionali, smaltiscono gli scarti e riciclano il materiale riutilizzabile. Quando rompiamo il digiuno, nel midollo osseo comincia la produzione di nuove cellule immunitarie sane. I cicli di digiuno innescano l'interruttore che ristruttura il sistema immunitario.

Dobbiamo parlare brevemente anche delle bevande. Persino chi, evitando le bibite zuccherate, beve invece quotidianamente bevande contenenti dolcificanti artificiali corre un rischio del 30 percento più elevato di sviluppare la sindrome metabolica e del 70 percento più elevato di contrarre il diabete di tipo 2. Uno dei fattori di rischio più significativi per l'insulino-resistenza e la sindrome del fegato grasso è il succo di frutta, che contiene grandi quantità di fruttosio. Soltanto il fegato è in grado di metabolizzare il fruttosio. Utilizzando tutti i giorni, per alcune settimane, un misuratore della glicemia, ho appurato che basta un bicchiere di succo di frutta, una bibita gassata o persino una birra analcolica per far decollare improvvisamente i miei livelli di glicemia. Tale dinamica è forse dovuta al fatto che, avendo mangiato male per decenni, sono già in uno stato di insulino-resistenza. Se non bevi abbastanza e ti disidrati, la variabilità della frequenza cardiaca subirà un impatto negativo. Ogni giorno dovresti bere una quantità di liquidi pari a sei bicchieri d'acqua. L'ammontare ideale si attesta sui due litri e mezzo al giorno. Se con l'inclusione di queste due bevande ti sentirai più motivato a idratarti, ebbene sì, valgono anche il caffè (non berlo, però, dopo mezzogiorno o l'una) e il tè, che possono procurare dei benefici alla tua salute.

In un libro come questo, purtroppo, non c'è spazio per spiegare tutto nel dettaglio. Se vuoi approfondire il tema dell'alimentazione e dell'orario dei pasti, ti consiglio vivamente di leggere i saggi elencati qui sotto e gli altri inclusi nella bibliografia in fondo al libro. Puoi anche ascoltare il podcast suggerito alla pagina seguente.

Cosa dovremmo mangiare: estrema sintesi

Circolano molte teorie sulla corretta alimentazione. Forse è meglio semplificare la questione. Affidandosi alle lezioni apprese dalle persone più longeve e sane del mondo, il ricercatore delle Zone Blu Dan Buettner ci dà il seguente consiglio: consuma una dieta composta al 96 percento di cibi vegetali, tra cui verdura, frutta, grani interi e legumi. Assumi una quantità minima di carne, alimenti ultra-processati, prodotti caseari e cibi e bevande zuccherate. Evita di mangiare troppo.

Consigli di lettura

Why We Get Sick: The Hidden Epidemic at the Root of Most Chronic Disease and Hot to Fight It, Benjamin Bikman

Cibi ultra processati. Come riconoscere ed evitare gli insospettabili nemici della nostra salute, Chris van Tulleken

Metabolical: The Truth about Processed Food and How it Poisons People and the Planet, Robert Lustig PhD

Podcast: *The Doctor's Kitchen Podcast* con Rupy Aujla PhD

DALLA PRATICA MEDICA

Purtroppo, la maggioranza dei pazienti che visito mangiano male. Quando entro in un supermercato, resto colpito da quanto sia difficile optare per una dieta salutare, contraddistinta da pochi cibi ultra-processati e carboidrati a rilascio rapido. Gli scaffali sono stipati di pasta, riso e prodotti di panetteria e, per raggiungere la cassa, devo fare lo slalom tra gelati di ogni tipo, bibite gassate, biscotti, merendine, panini dolci, snack e infinite confezioni di cioccolatini. Infatti, il 60 percento degli alimenti che acquistiamo sono ultra-processati. Di norma, il cibo sano costa più del cibo ultra-processato e molte persone, dato che spesso si fa la spesa per la cena durante il tragitto verso casa dopo una lunga giornata di lavoro, ossia quando la variabilità della frequenza cardiaca si attesta ai livelli più bassi, non dispongono della forza di volontà sufficiente per resistere alle tentazioni. Ogni scelta può sgretolare la nostra resistenza e i supermercati, con la loro struttura labirintica culminante nelle trappole a base di carboidrati e alimenti ultra-processati poste proprio a ridosso delle casse, sanno dove colpire.

Per molte persone che vanno dal medico, i problemi legati alla dieta sono tre: ciò che mangiano, ciò che non mangiano e l'assenza di un periodo di digiuno.

1. Il cibo che mangiano contiene molti carboidrati a rilascio rapido, che possono generare insulino-resistenza e, in seguito, anche la sindrome metabolica. Consumare cibo ultra-processato aumenta l'infiammazione corporea.

2. La loro dieta è priva di una selezione variata di fibre, verdura e frutta, in grado di fornire sostanze nutritive alle cellule corporee e, soprattutto, ai batteri intestinali.

3. Mangiare più volte, dalla mattina alla sera, con soltanto brevi intervalli tra un pasto e l'altro, mette a repentaglio il lavoro di manutenzione espletato dagli intestini.

Monica (46)
I dolci la sera... Sono peggio di un bicchiere di vino! Ero sdraiata sul divano a guardare la tivù e i miei livelli erano in blu [sull'orologio Garmin]. Prendo un po' di liquirizia e bam... Eccomi in arancione!

LA MIA ESPLORAZIONE

Fino a tre o quattro anni fa, non conoscevo nessuno che mangiasse peggio di me. Pur essendo un medico, non mi importava affatto di quello che mangiavo, dell'ora a cui mangiavo e di quanto mangiavo. Quando avevo fame, ingurgitavo qualunque cosa mi capitasse sotto tiro. Il cibo era un male necessario e, se gli avessi prestato troppa attenzione, mi avrebbe rubato il tempo. Quando studiavo medicina, la mattina compravo una confezione di panini dolci e mezzo litro di Coca-Cola e me li mettevo nello zaino. Così, quando mi veniva fame, mi limitavo ad allungare la mano e tirare fuori ciò di cui avevo bisogno. Per un tipo impegnato come il sottoscritto, che scattava fotografie, studiava cinema, girava il mondo con lo zaino sulle spalle e cercava di laurearsi in medicina, tale soluzione, che non richiedeva riflessioni né tempo, era ottimale.

Molto probabilmente, tutte le ore, i giorni e le settimane che ho forse risparmiato mangiando in questa maniera, in realtà, li ho sottratti all'estremità opposta della mia vita; per i vent'anni successivi, la mia dieta continuò a consistere in carboidrati a rilascio rapido e cibo pronto. Mentre lavoravo a chiamata in vari villaggi rurali della Norvegia, la mia pazienza di cuoco era, per usare un eufemismo, scarsa. Essendo anche venti chili sovrappeso, non rappresentavo esattamente un modello di salute per i miei pazienti.

Tuttavia, a un certo punto, assolutamente per caso, mi resi conto dell'effetto esercitato dal cibo sulla variabilità della mia frequenza cardiaca e sul *body budget*. Spesso esercito la mia professione nel magnifico arcipelago Solund, lungo la propaggine estrema del Sognefjord. La casa di cura di Solund mi serviva tutte le sere una cena eccellente. E io avevo la possibilità di misurarne l'impatto: per ogni settimana di lavoro in quella struttura, ingrassavo di due chili. Non potevo andare avanti così. Ma la cena era buona e non volevo rinunciarci. Provai a non fare colazione.

Tanto per cominciare, saltare il primo pasto della giornata si rivelò un'esperienza estremamente sgradevole. Dopotutto, facevo colazione da oltre cinquant'anni. Con lo stomaco brontolante e l'umore sotto i piedi, pensavo di scorgere sul rilevatore una curva rosso fuoco (il colore che, sul monitor Overskudd che usavo all'epoca, indicava lo stress elevato). Sbalordito, mi accorsi invece di rimanere in zona verde fino a ora di pranzo! Fu questa per me la scoperta più sorprendente, che mi fece appurare l'enorme influenza del cibo sul sistema nervoso.

Con il tempo, imparai che digiunare fino a pranzo mi rende quasi impermeabile allo stress fisiologico. Il disagio iniziale – probabilmente dovuto al senso di insoddisfazione, ai batteri affamati e agli organi digestivi, abituati a imperversare ogni mattina – cominciò lentamente ad acquietarsi. Oggi, mi viene facile digiunare dalle sette di sera fino a mezzogiorno dell'indomani. Il mio apparato digerente riposa per diciassette ore e anche il mio peso si è stabilizzato. Oggi peso esattamente come quando avevo diciotto anni.

Per quanto sia difficile stabilire gli effetti a lungo termine del cibo sulla salute, perlomeno mi è chiaro che l'orario a cui mangio e la quantità di cibo esercitano un impatto significativo e immediato sul mio *body budget*. Se prima di tenere una conferenza o di allenarmi faccio un pasto abbondante, mi ritrovo spossato.

Dopo aver smesso di fare colazione, i periodi trascorsi in modalità rilassata si sono allungati. Durante le ore diurne mi sento più attivo. Tutto ciò contraddiceva completamente quello che mi avevano sempre insegnato e cioè che la colazione è il pasto fondamentale della giornata. A Solund, provai anche a mangiare a pranzo la cena con dessert e a cenare con il pasto del pranzo. La settimana in questione fu forse in assoluto la più stancante della mia vita. L'orologio Garmin mi mostrò la rapidità record con cui si consumava la *Body Battery*. Le visite pomeridiane ai pazienti sembravano svolgersi nella melassa. Correre sul tapis roulant e sedermi al vogatore, alle diciannove, divennero torture insopportabili.

La frequenza dei pasti, e le loro dimensioni, hanno influenzato gli orari in cui mi alleno e medito. Per dormire meglio, ho rinunciato agli spuntini notturni. Se la sera devo tenere una conferenza, non faccio mai una cena completa. Ho anche imparato che i miei livelli di stress aumentano in maniera esponenziale se mangio peperoncino, se non mangio abbastanza insalata o pesce, se mangio troppi carboidrati a rilascio rapido e soprattutto se mangio pietanze che, come i pancake, combinano grassi e carboidrati.

Alla lunga, mi resi conto di aver sviluppato una reazione

molto netta ai carboidrati e acquistai uno strumento per misurare i miei livelli diurni e notturni di glicemia (utilizzai il sensore glicemico Freestyle Libre). I miei sospetti si rivelarono fondati: ero a rischio di diabete. Quando bevevo una bibita o mangiavo una fetta di torta, i miei valori glicemici, che durante i pasti dovrebbero salire da 4-5 a 8-10 millimoli per litro, spesso superavano i 12 millimoli per litro. Mi bastava ingerire due quadratini di cioccolato per arrivare a 9. A detenere il record sono i brownie, che mi fecero schizzare la glicemia a 15. In ambulatorio, mi somministrai un test diagnostico di tolleranza al glucosio e appurai che i miei livelli, leggermente superiori alla norma, si avvicinavano alla soglia del pre-diabete, prodromo del diabete. Ti consiglio vivamente di dedicare un mese a registrare i tuoi livelli di glicemia, per scoprire quali cibi te la fanno aumentare e se anche tu sei uno dei tanti individui affetti da diabete non diagnosticato o dagli stadi iniziali di questa patologia. Per prevenire lo sviluppo del diabete e della sindrome metabolica, due patologie molto pericolose, è importante agire il prima possibile.

In sintesi, ecco la dieta giusta per me: cibi integrali, grassi sani, piccole quantità di carboidrati e digiuno intermittente. Prima l'alimentazione mi lasciava indifferente, ma adesso ho imparato a digiunare dopo i bagordi e a controllare ciò che mangio e come mangio.

Per pura curiosità, mi chiesi se fosse possibile coniugare il digiuno e il riposo e rimanere dunque in una condizione parasimpatica e rilassata per una giornata intera. E se le religioni, che prevedevano un giorno di digiuno e riposo alla settimana, avessero avuto ragione? I risultati furono sorprendenti. Durante una giornata tranquilla, in cui mangiavo meno di mille calorie e praticavo soltanto attività rilassanti come la lettura, gli esercizi di respirazione, la meditazione e lo stretching, raggiunsi il mio obiettivo. Oggi, quando i livelli di stress salgono troppo, cerco di programmare una giornata del genere per spezzare un periodo impegnativo.

LA TUA ESPLORAZIONE

Il tuo sistema nervoso, ovviamente, potrebbe reagire in maniera diversa dal mio. Conosco alcune persone che, forse perché hanno sempre consumato una dieta estremamente sana, hanno appurato una correlazione molto lieve tra il cibo e i propri livelli di stress. Tuttavia, tale minore oscillazione potrebbe anche derivare da una più accentuata variabilità della frequenza cardiaca, causata da allergie o intolleranze alimentari. Resta, comunque, l'assoluta certezza che i disturbi digestivi possono produrre stress... E che lo stress può provocare simili disturbi. Bisogna tenere conto dell'impatto del cibo e dei pasti nel calcolo del *body budget* e delle riserve di energia.

Sperimentando, scopri se cenare presto e poi l'indomani ricominciare a mangiare tardi ti giova o meno. Ricorda che uno spuntino – una mela, delle noci o un pezzetto di cioccolato – in realtà conta come un pasto. L'intero sistema digerente viene risvegliato in un momento in cui, invece, dovrebbe riposare. È come accendere il motore senza averlo prima scaldato.

Come già accennato, per giudicare l'effetto dell'alimentazione sul tuo corpo, devi evitare di compiere, contemporaneamente, altre attività stressanti che possano disturbarti. Prima e dopo i pasti, sdraiati pure sul divano. Questo consiglio va messo in pratica per misurare gli effetti di un singolo pasto. Dal punto di vista fisiologico, dato che i muscoli contribuiscono a metabolizzare i carboidrati e dunque a mitigarne le ricadute glicemiche, fare una passeggiata prima o dopo aver mangiato potrebbe rivelarsi una buona idea.

Tu e i tuoi figli dovreste evitare i succhi di frutta, che sono pieni di fruttosio, una sostanza metabolizzabile soltanto dal fegato (e non da tutte le cellule corporee come il glucosio); un eccesso di fruttosio genera la sindrome del fegato grasso, anche nei bambini. La sindrome non alcolica del fegato grasso innesca l'insulino-resistenza e il diabete di tipo 2. Bevi acqua e mangia il frutto da cui si estrae il succo, in modo che le fibre presenti nella polpa rallentino l'aumento della glicemia. Prova pure la dieta keto, la dieta vegetariana e il digiuno intermittente. Cosa accade quando, per esempio, mangi meno di mille calorie al giorno? Magari ti verrà voglia di seguire il consiglio del giornalista gastronomico Michael Pollan: «Mangia cibo. Non troppo. Perlopiù piante».

Quando utilizziamo i rilevatori per analizzare la nostra dieta, ci ritroviamo in territori inesplorati. Le informazioni ricavabili dalle tue misurazioni possono quindi aiutarti a creare una mappa di questa nuova frontiera. Sarai una sorta di Colombo che veleggia verso l'America!

Per favore, condividi le tue scoperte su thepulsecure.com.

Consigli di lettura

Guida completa al digiuno intermittente, Jason Fung

Breviario di resistenza alimentare. 64 regole per mangiare bene, Michael Pollan

Melina (41)

Sono rimasta sorpresa dall'incremento, rilevato dal monitor, nei miei livelli di stress dopo un pasto e sulla durata di una simile risposta. Di conseguenza, sto imparando a non mangiare troppo tardi la sera e a nutrirmi in maniera più consapevole, solo quando ho fame, e a non fare necessariamente colazione, pranzo e cena, soltanto per abitudine inveterata.

Se sono esausta e a corto di energie, invece di stancarmi ulteriormente con un pasto a base di carne, mi accontento di una cena leggera, per esempio di un'insalata.

Non sono vegetariana. Mangio perlopiù carne bianca e pollo. Durante l'ultimo mese, però, ho notato una netta differenza nei miei livelli energetici quando consumo quasi soltanto cibo vegetale. Il corpo recupera più rapidamente. I dati mostrati dall'orologio sono eloquenti. Nelle giornate più impegnative, ho avuto un po' meno fame. Ora comincio a capire perché.

Fase sei: l'ippopotamo (alcol)

Abbiamo passato in rassegna i nostri *Big Five*, le cinque fasi che rappresentano le sfide più ardue per la nostra salute. Ma pur avendo fronteggiato l'elefante, il leone, il rinoceronte, il leopardo e il bufalo... All'appello manca ancora l'ippopotamo. Tuttavia, pare che in Africa sia proprio l'ippopotamo l'animale responsabile del maggior numero di decessi umani. La stima annuale è di cinquecento morti l'anno, una cifra molto superiore a quella delle stragi compiute da tutti i *Big Five* messi assieme. E se il segreto nell'ippopotamo consistesse proprio in un connubio tra la sua capacità di rimanere ben nascosto sotto il pelo dell'acqua e il suo temperamento imprevedibile?

Come l'ippopotamo, la nostra prossima sfida, l'alcol, potrebbe apparirci intrisa di una minaccia bizzarra. È strano che le persone non bevano alcol. Quando rifiuto una birra o un drink, la gente mi guarda con sospetto, come per chiedermi: «Cosa c'è che non va? Perché non bevi?». Ma non dovremmo sorprenderci se l'astinenza causa reazioni tanto scomposte: solo un norvegese su dieci non consuma mai alcol.

Un altro norvegese su dieci beve al punto da rischiare la dipendenza fisica e gravi danni alla salute. Tra questi due estremi si trova l'80 percento dei miei concittadini, che bevono nei limiti considerati socialmente accettabili. Tuttavia, anche queste persone pagano lo scotto fisiologico dell'alcol. Se bevi e nel frattempo misuri gli effetti dell'alcol con il monitor, probabilmente ti sarai già reso conto dell'impatto di questa tua abitudine.

Pur essendo generalmente noto che bere ci predispone a varie patologie, sappiamo poco sugli effetti dell'alcol sulla nostra quotidianità. Fa specie pensare che l'80 percento degli utilizzatori di un *fitness tracker* Whoop, dopo essersi reso conto dell'impatto dell'alcol sul sonno e sullo stress, ne ha ridotto di propria iniziativa il consumo. Nelle prossime pagine, troverai tante altre sorprese.

In questa sezione, non parlerò di alcolismo. Mi occuperò soltanto del cosiddetto consumo normale di alcol, non più di quattordici unità alcoliche a settimana, che spesso non viene considerato nocivo per la salute.

Se l'alcolismo è un problema per te o per i tuoi cari, contatta un medico o gli Alcolisti Anonimi, il cui programma dei dodici passi ha aiutato moltissime persone a liberarsi dalle grinfie della dipendenza.

Synnøve (38)

Nella mia frenetica quotidianità, pensavo che gustarmi un bicchiere o due di vino, la sera, mi ricaricasse. Il costo delle bottiglie o i danni arrecati dall'alcol alla salute non mi hanno mai dissuaso. Ma appurare l'impatto esercitato dal vino sulla *Body Battery* mi ha dato una solida ragione per riflettere sui liquidi che siamo soliti versare nei nostri bicchieri.

LA SCIENZA

Secondo la fonte documentale più antica in nostro possesso, rinvenuta a Haifa, in Israele, gli esseri umani bevono alcol da almeno tredicimila anni. Si ipotizza che l'alcol venisse usato per i riti religiosi. Forse fu proprio per dotarsi di una riserva regolare e consistente di alcol che i nostri progenitori divennero agricoltori.

Oggi, il consumo di alcol è ampiamente diffuso. Circa il 35 percento dei norvegesi beve almeno una volta alla settimana. L'astinenza è molto più comune in Italia o in Portogallo, Paesi in cui una porzione consistente della popolazione, fino al 30 percento, non consuma mai alcol. L'anno scorso il 60 percento dei norvegesi si è ubriacato almeno una volta; in Italia e in Portogallo, un simile dato si attesta sul 10 percento. Nel Regno Unito, i danni causati dall'alcol comportano per la sanità pubblica e i servizi di cura una spesa annuale stimata (approssimando al ribasso) sui 3,2 miliardi di sterline e 7,3 miliardi di sterline di mancati guadagni a causa dalla flessione nella produttività, dall'assenteismo e dagli incidenti sul lavoro.

Superata la barriera emato-encefalica, l'alcol «anestetizza» le cellule cerebrali e causa dunque effetti al cervello. L'inibizione comincia nelle aree cerebrali più recenti e discende poi fino al sistema nervoso autonomo. Il primo sintomo riscontrabile dell'inebriamento è la deteriorazione del pensiero critico. Quando ti ubriachi fino a perdere coscienza e arriva a prenderti l'ambulanza, il battito cardiaco e la respirazione sono gli unici segni vitali persistenti nel corpo. In questa fase, sei in uno stato di sedazione paragonabile all'anestesia chirurgica. Nel corso degli anni, trascorrendo le notti in ambulanza, ho afferrato con forza il braccio di vari giovani, ubriachi fino allo svenimento, senza generare in loro una reazione di dolore. Dunque, cos'è che rende l'alcol in grado di esercitare un impatto tanto potente sulla nostra fisiologia?

L'alcol viene processato nel fegato da un enzima che lo converte nell'acetaldeide, sostanza altamente tossica, responsabile degli spiacevoli sintomi da intossicazione detti «postumi». Ci piace essere inebriati ma, mentre dormiamo, gli effetti tossici dell'alcol massacrano il corpo. Magari ci svegliamo sentendoci un po' stanchi, ma in realtà il corpo è reduce da una maratona di stress durata tutta la notte. In questo libro, abbiamo parlato spesso di infiammazione; la ricerca scientifica ha dimostrato che l'alcol aumenta i livelli ematici di citochine, delle sostanze infiammatorie. Quindi, se all'indomani di una festa abbiamo i postumi, non dobbiamo meravigliarci. In realtà, siamo ammalati. Durante la notte, il corpo lavora incessantemente per trasformare l'acetaldeide, che è tossica, nell'acido acetico, che poi viene espulso con le urine. Il processo di detossificazione viene privilegiato al punto da comportare spesso una pesante ricaduta sui livelli energetici del corpo e da impiegare risorse che altrimenti verrebbero mobilitate per recuperare in altri ambiti. Peggiori sono i postumi, più grave è l'infiammazione. Se una volta bevi troppo, poi per giorni corri maggiori rischi di contrarre infezioni e malattie. Per chi fa esercizio fisico, la capacità di recupero dopo uno sforzo peggiora drasticamente e dunque gli allenamenti produrranno minori benefici.

Un'altra complicazione consiste nella riduzione della qualità del sonno in seguito al consumo alcolico. Il sonno insoddisfacente e il processo di detossificazione in atto nel corpo formano un connubio per cui, il giorno dopo aver bevuto, ci si sente più stanchi che in qualunque altra situazione. Bastano due o tre bicchieri innocenti di vino per esercitare sul recupero notturno un'influenza più distruttiva di qualsiasi altra attività. Come avrai intuito, il monitor sarà in grado di registrare questa dinamica.

Per quanto riguarda la salute, è forse questo il problema più grave tra quelli legati all'alcol. L'alcol non si limita a farci dormire un po' peggio. Per il sonno, è semplicemente disastroso. Anche se l'indomani i livelli alcolici nel sangue rientrano sotto il limite legale di ottanta milligrammi per cento millilitri, la nostra concentrazione sarà comunque pessima.

Come abbiamo già visto, nel lungo periodo, il sonno insoddisfacente è uno dei fattori in assoluto più distruttivi per il nostro benessere mentale e fisico.

Come mai l'alcol danneggia a tal punto il sonno? Spesso, subito dopo il consumo di alcol, i rilevatori mostrano una riduzione nei livelli di stress. Quando beviamo alcol, vengono secrete delle sostanze (Gaba) che innescano recettori cerebrali dall'effetto calmante. Ma non appena comincia la detossificazione e svanisce l'effetto sedativo, aumentano la frequenza cardiaca e l'infiammazione corporea, due fattori che forse, impedendo al cervello di calmarsi, contribuiscono a inibire l'avvio di cicli di sonno soddisfacenti. Forse il sovraccarico simpatico del sistema nervoso è responsabile del deterioramento del corpo durante il sonno.

Uno studio condotto da Whoop su un gruppo di atleti ha dimostrato che i soggetti che dichiaravano di consumare alcol hanno ottenuto risultati sportivi significativamente inferiori. La loro frequenza cardiaca a riposo, durante la notte, superava del 15 percento la media e la variabilità della frequenza cardiaca era del 20 percento inferiore. Era quasi come se, durante il sonno, corressero una maratona. Per tornare ai livelli di recupero normali, ci hanno impiegato quattro o cinque giorni. Per questi atleti, il riposo notturno ha avuto un effetto più simile all'anestesia che al sonno. Dopo aver bevuto, ci addormentiamo più facilmente, ma dormiamo molto peggio.

La fibrillazione periodica atriale è una patologia diffusa. Il cuore batte in maniera irregolare e la gittata cardiaca si riduce di un valore oscillante tra il 10 e il 30 percento. L'alcol aumenta le nostre probabilità di passare da un battito regolare a una fibrillazione atriale erratica e inefficace. Bevendo, ci si espone anche a un maggior rischio di coaguli sanguigni nei vasi cerebrali. Ecco un breve spaccato degli effetti dell'alcol sul cuore. Ricordati, sei stato avvertito in merito alle tremende conseguenze del consumo di alcol sui nostri due organi più importanti: il cuore e il cervello.

Le persone che bevono molto alcol sono anche più a rischio di contrarre patologie infettive, impiegano più tempo a guarire dalle malattie e subiscono maggiori complicazioni durante gli interventi chirurgici.

Therese (42)

Ho scoperto che sul mio corpo l'alcol ha effetti estremamente negativi. Anche se bevo solo mezzo bicchiere di vino la sera, rimango per tutta la notte in una modalità stressata. Perciò ho smesso quasi completamente di bere.

Consigli di lettura

The Sober Revolution: Women Calling Time on Wine O'Clock, Sara Turner, Lucy Rocca

DALLA PRATICA MEDICA

Un medico impara presto quanto sia utile studiare attentamente l'aspetto dei pazienti. Dal modo in cui una persona si presenta fisicamente e si esprime, si ricava una miniera di informazioni. Talvolta, basta una breve occhiata a un nuovo paziente, intento a varcare la porta. Ciò che accade nel corpo o nell'anima di un individuo spesso si rivela anche all'esterno: perlomeno a un occhio esperto, preferibilmente aiutato dalla cartella clinica, in grado di confermare i sospetti di alcolismo. Poche malattie si palesano in maniera altrettanto evidente sulla pelle, negli occhi e nell'aspetto complessivo come l'uso smodato di alcol. E anche per chi si mantiene all'interno dei limiti del consumo normale, è difficile negare tale verità quando si è al proprio peggio... Il giorno dopo la sbronza.

Quando osserviamo un rinomato ubriacone, intuiamo che

l'alcol gli accorcerà la vita. Ma è più difficile identificare chi invece fa un consumo di alcol più moderato. Fino all'entrata in scena dei rilevatori della frequenza cardiaca, era arduo per i medici giudicare gli effetti dell'alcol sulla quotidianità delle persone. Tuttavia, grazie alla maggiore diffusione dei monitor, sono in grado di mostrare sul telefono ai miei pazienti quanto influisce il consumo settimanale di alcol sulle riserve di energia a loro disposizione. Quasi tutti gli atleti che si misurano la variabilità della frequenza cardiaca hanno smesso di bere. Whoop, per esempio, ha seguito i giocatori di una squadra di Nfl (lega statunitense di football americano) che erano soliti bere dopo le partite. Quando i dati hanno rivelato loro l'entità dell'impatto esercitato dall'alcol, spesso per quattro o cinque giorni dopo il consumo, sulla loro capacità di recupero dopo gli incontri, i giocatori hanno interrotto tale abitudine.

Di recente, per fortuna, i drink non alcolici sono diventati più comuni e meno stigmatizzati. In Norvegia, è cresciuta considerevolmente la vendita di bevande non alcoliche nei negozi statali di liquori, oltre che quella di birre non alcoliche nei supermercati.

Heddy Anne (63)

Scoprire quanto l'alcol stressa il sistema nervoso centrale è stato per me un'esperienza scioccante e sbalorditiva. L'idea che un bicchiere di vino rosso al giorno fa bene è palesemente falsa.

LA MIA ESPLORAZIONE

È giunto il momento di farti un'altra confessione. Quando ero studente, con i miei compagni di corso, bevevo due o tre pinte di birra varie volte alla settimana. Poi il mio debito universitario comportò una riduzione obbligata delle spese ma, una volta che cominciai a esercitare come medico e non ebbi più bisogno di tenere scrupolosamente d'occhio l'estratto conto, il mio consumo di alcol aumentò. Quando poi lessi sul giornale, in un bell'articolo consolatorio, che due bicchieri di vino al giorno, per un uomo adulto, erano un toccasana, mi adeguai subito alla nuova direttiva!

La maggior parte delle volte me li gustavo proprio, quei due bicchieri di vino. Berli era talmente piacevole che poi mi ritrovavo sempre stanchissimo e dormivo come un sasso. O così pensavo. Quando al mattino, svegliandomi, mi sentivo letargico, credevo che fosse normale.

Le uniche sere in cui non bevevo erano quelle in cui facevo il turno di notte. Quindi, non avevo un buono standard di confronto. L'alcol per me fungeva, al termine di una giornata particolarmente impegnativa e caotica, da scorciatoia di rilassamento. Ma la scorciatoia, alla lunga, si rivelò disseminata di ostacoli. I dati mostravano che, per raggiungere gli stessi livelli di stress generati da due o tre bicchieri di vino, dovevo trascorrere una nottata tesa di lavoro in ospedale.

La svolta avvenne nel 2013, mentre esercitavo all'ospedale Sykkylven. Avevo obbligo di reperibilità al pronto soccorso per otto giorni e notti (turni da ventiquattro ore) consecutivi, poi avevo una giornata di riposo e ricominciava subito un'altra settimana di reperibilità per ventiquattro ore filate. Durante il giorno libero, dormivo volentieri fino a tardi, facevo una passeggiata in montagna di due ore e mi fermavo al negozio di liquori per acquistare una meritatissima bottiglia di vino. Dopo alcuni mesi di una tale routine, notai uno schema ricorrente. Il mattino dopo aver bevuto la bottiglia di vino ero più stanco che durante gli otto giorni di reperibilità ininterrotta. Avevo un problema serio. Il mio lavoro richiedeva un impegno totalizzante, ma non era il lavoro a consumare le mie energie. Avevo sempre pensato di riuscire a prendere sonno solo con l'alcol, ma cominciai a intuire di starmi in realtà sottoponendo a una sorta di terremoto corporeo notturno. Io, che amavo tanto il mio bicchiere di vino, compresi di dover smettere completamente di bere. L'astinenza totale era molto più semplice di ritrovarsi a calcolare continuamente quando e come concedersi un drink. Come ho già spiegato, una sequenza ininterrotta di scelte richiede grande forza di volontà.

Negli anni seguenti, mi tenni completamente alla larga dall'alcol. Tuttavia, un anno fa, mentre lavoravo a un saggio specialistico incentrato sui rilevamenti ottenuti con il monitor della frequenza cardiaca, pensai di dovermi concedere, per amore della scienza, qualche bicchiere di vino. Scusa perfetta! I dati mostrarono chiaramente la riproducibilità sperimentale di ciò che avevo percepito a Sykkylven. Mentre dormivo, il monitor mi osservava. Dopo tre o quattro bicchieri di vino, il mio recupero notturno era pessimo, anzi, semplicemente disastroso.

Provai anche a limitarmi a due bicchieri di vino, ma i risultati furono quasi altrettanto deludenti. In effetti, nessun altro fattore, a eccezione di un grave stato febbrile, ha mai prodotto un impatto tanto devastante sulle mie capacità di recupero. L'indomani ero praticamente ko. Le luci d'allarme del rilevatore della frequenza cardiaca lampeggiavano, la Whoop Band mostrava i valori in rosso, la *Body Battery* del Garmin non si era ricaricata durante la notte e l'Oura Ring mi consigliava vivamente di non prendermi troppi impegni per la giornata. Fu un vero e proprio bagno di realtà. Poiché ormai ero consapevole dei miei livelli normali di proattività, procedere a mezzo regime era ancora più insoddisfacente. Il piacere di bere, per me, è ulteriormente guastato dal prezzo che devo pagare il giorno dopo.

Ora, prima di bere, ci penso due volte. Dispongo delle riserve di energie necessarie per permettermi di consumare dell'alcol? Magari mi divertirò, ma ne vale la pena? Non ne vale quasi mai la pena. Ora so che, l'indomani, non posso pretendere troppo da me stesso. Perché, per comprenderlo, ho dovuto consumare alcol per venticinque anni? Forse perché non ero motivato a scoprirlo – preferivo rimanere nell'ignoranza – e non esistevano i rilevatori della variabilità della frequenza cardiaca, che sono in grado di mostrarmi in maniera tanto chiara e semplice le conseguenze di qualche bicchiere.

Maria (36)

Mi ha sconvolto scoprire l'effetto sul mio corpo di una dose anche minima di alcol. Dopo aver consumato soltanto due unità alcoliche, ho passato tutta la notte in arancione.

LA TUA ESPLORAZIONE

Misurare la variabilità della frequenza cardiaca non deve farti necessariamente smettere del tutto di bere, ma solo aiutarti a comprendere gli effetti dell'alcol sul tuo corpo. Più capisci quali sono le conseguenze, più per te sarà facile decidere con quale frequenza – e quanto – bere. Ogni individuo reagisce in maniera diversa. Magari, su di te, l'impatto esercitato dal consumo di alcol è minimo. O forse è vero il contrario e tu, ai suoi effetti, sei molto più sensibile della media della popolazione.

La risposta del nostro corpo può dipendere anche dalle persone con cui beviamo e dalle circostanze in cui beviamo.

Reagisci in maniera diversa al vino, alla birra o ai superalcolici? Secondo Whoop, i liquori chiari hanno una minore influenza sulla variabilità della frequenza cardiaca. Nel saggio *Fylla har skylda* (*Per colpa dell'alcol*), il chimico Alexander Sandtorv dispone gli alcolici, in ordine decrescente, in base ai postumi e all'infiammazione che generano: brandy, vino rosso, rum, whisky, vino bianco, gin e vodka. C'è forse un motivo se i miei pazienti che bevono una bottiglia di liquore al giorno tendono a prediligere la vodka.

Cerca di prendere dimestichezza con gli effetti dell'alcol sul tuo corpo. Così sarai in grado di prevedere di volta in volta se il piacere di bere supera lo scotto che pagherai l'indomani. I rilevatori della variabilità della frequenza cardiaca hanno reso molto più semplice calcolare il conto fisiologico per il consumo alcolico del giorno prima. Studiare i valori sul monitor è un po' come controllare il portafoglio dopo aver fatto il giro dei bar e realizzare, sbalorditi, che quei tre bicchieri di vino ci sono costati il decuplo del previsto.

Con il rilevatore, sarà più facile giudicare quanto stress potrai sopportare all'indomani di una serata in cui bevi. Il consumo di alcol determina, per la giornata successiva, un abbassamento della concentrazione, della vigilanza e della forza di volontà. Se devi studiare per un esame importante, prenderti cura di una spinosa questione di famiglia, o fare una lunga passeggiata in montagna, forse è meglio che resti sobrio. Dopo la fiesta, ci vuole la siesta.

Anita (58)

Quando ho visto quanto mi costano due bicchieri di vino a livello di stress, scarsa qualità del sonno e riduzione della *Body Battery*, all'improvviso l'alcol non mi è parso più un passatempo tanto divertente... Smettere, poi, è stato relativamente facile.

Come testare gli effetti dell'alcol sulla tua fisiologia

Se bevi di rado: prova a consumare, a casa, durante una normale serata infrasettimanale e a una certa distanza dall'ultimo pasto, in modo che i tuoi livelli di stress si siano stabilizzati, due o tre unità alcoliche. Se bevi in un contesto sociale, può darsi che lo stress rilevato dal monitor non sia dovuto soltanto all'alcol, ma anche al tuo coinvolgimento nell'evento o nelle dinamiche umane a cui stai partecipando.

Se bevi spesso: durante il periodo di analisi, osserva attentamente gli effetti dell'alcol il giorno dopo che hai bevuto. Cerca di isolare il consumo di alcol, in modo che i dati delle rilevazioni non siano intaccati da altre attività. Per esempio, prova a bere per una settimana e poi, la settimana successiva, a non bere. Come pensi che cambierebbero i tuoi valori se ti astenessi dall'alcol per un mese?

Fase sette: disturbi e malattie

Una delle misure fondamentali da implementare per il tuo benessere consiste nel ridurre lo stress a cui sei sottoposto quando sei ammalato. La fase acuta di una malattia, oppure il peggioramento di una malattia cronica, possono incidere profondamente sul *body budget*. Le energie che normalmente verrebbero impiegate per le attività quotidiane vanno riallocate per il compito di cui è incaricato il sistema immunitario. Per compensare le proprie capacità ridotte, molte persone cercano di mobilitare risorse di cui sono momentaneamente sprovviste. È come prendere un prestito con la carta di credito per pagare una riparazione imprevista alla macchina. Più aspetti a rifondere il debito che hai contratto, maggiori saranno gli interessi da estinguere.

Chi già fa fatica a mantenere bilanciata la propria fisiologia rischia di venir sospinto da una malattia acuta in uno stato di disequilibrio. La malattia è spesso innescata da un periodo prolungato di stress, con il suo inevitabile sovraccarico fisiologico, il conseguente deterioramento del sistema immunitario e l'aumento dell'infiammazione. Purtroppo, ne ho visti troppi di pazienti che, a causa della fatica cronica, devono prendersi mesi di malattia e poi finiscono per ricevere un certificato di invalidità.

Fortunatamente, il rilevatore della frequenza cardiaca può metterci in allerta nella fase iniziale di una malattia acuta, oppure durante i prodromi dell'aggravamento di un disturbo cronico. Così siamo in grado di comprendere quali misure adottare, come incrementare il sonno e il recupero del paziente ed evitare che le sue energie si esauriscano completamente. Se non teniamo conto della malattia, aumentiamo il rischio che il degente continui a contrarre malattie secondarie. Non appena il sistema immunitario è occupato su un fronte, altre patologie lo attaccano su altri fronti. L'elenco delle diagnosi si allunga all'infinito.

Nella mia pratica ho notato che i pazienti appartenenti a certe categorie tendono ad accumulare svariate malattie. Particolarmente vulnerabili, in quest'ambito, sono le persone che non riescono a calibrare le proprie attività quotidiane in base alle risorse a propria disposizione.

Melina (41)

Ho passato un breve periodo durante il quale, di notte, non mi sono ricaricata e il mio corpo era complessivamente stressato.

Le mie condizioni sono lievemente peggiorate, ma non a un livello tale da motivare i valori, davvero pessimi, mostrati dall'orologio. Quindi mi sono chiesta cosa stesse succedendo. Mi stavo ammalando? Avevo contratto una nuova variante di Covid?

Solo dopo alcuni giorni mi sono resa conto di avere i sintomi di un'infezione alle vie urinarie, poi confermata dal mio medico.

LA SCIENZA

Ciò che segue è un breve ripasso di ciò che ho già spiegato, nell'introduzione, a proposito del sistema immunitario *innato* e *adattivo*. È un tema talmente importante che vale la pena di ripetersi!

Quando ci ammaliamo, di solito, all'inizio non ci accorgiamo della malattia in sé ma solo dei sintomi provocati dalla reazione del nostro sistema immunitario *innato*, come la febbre, i dolori, la fatica, la mancanza di appetito, la nausea e il bisogno di isolarci e non muoverci. Nel caso di una malattia acuta, a quel punto si mobilita il sistema immunitario *adattivo*, che è raffinato, preciso, energeticamente dispendioso e piuttosto lento.

Come forse ricorderai, il sistema immunitario innato reagisce rapidamente, ma è anche rozzo e contraddistinto da scarsa memoria a lungo termine. Il sistema immunitario può essere attivato da sentimenti quali rabbia, preoccupazione e senso di solitudine, da attività intense e frenetiche e dall'esercizio fisico. In epoca ancestrale, questi pensieri e comportamenti tendevano a preannunciare dei danni fisici e un conseguente rischio di infezione, perciò il sistema immunitario si mobilita anticipatamente in vista delle sfide che presuppone di dover affrontare.

I *macrofagi* sono i fanti del sistema immunitario. Sono cellule immunitarie incaricate di individuare e disinnescare minacce come ferite e infezioni. «Macrofago» significa «grande mangiatore». Questi soldati a piedi inglobano e digeriscono cellule morte, corpi estranei, microbi e cellule tumorali. Diffusi in tutto il corpo, attendono in uno stato quasi dormiente, ma in caso di infiammazione si attivano all'improvviso, rilasciano sostanze che risvegliano tutti gli altri macrofagi presenti nei paraggi e, per annunciare la necessità di orchestrare una difesa complessiva, inviano segnali di allarme al midollo osseo e al cervello. I macrofagi secernono delle sostanze infiammatorie, dette citochine, che vengono trasportate nel corpo dal sangue e provocano il cosiddetto «comportamento di malattia», ossia ci fanno isolare dalle altre persone, perdere l'appetito, dormire male e diventare letargici, depressi e ansiosi.

Quest'insieme di risposte costituisce un'antica strategia di sopravvivenza, tanto individuale quanto tribale. Un simile schema comportamentale esentava la persona malata dall'oneroso lavoro per la tribù e le permetteva di riposarsi in modo che, durante la convalescenza, le risorse del corpo venissero redistribuite al sistema immunitario. La riduzione dell'appetito limitava il dispendio di energia da prodigare nella digestione. Il sonno turbato rendeva i malati più vigili durante la notte, utile precauzione, dato il rischio di eventuali aggressioni esterne a cui era esposto chi si ritirava dalla vita sociale e si ritrovava ai margini della collettività. Per la tribù, isolare le persone malate serviva a scongiurare l'eventuale contagio di un'infezione batterica o virale.

I cosiddetti comportamenti di malattia possono anche essere considerati una specie di risposta di resa. Come molti altri mammiferi, non appena si sentono un peso per il gruppo, gli esseri umani si isolano. Simili reazioni ereditarie possono contribuire a spiegare come mai ancora oggi, quando cominciano a sentirsi depressi o non al massimo della forma, gli individui si allontanano dalla società. Magari si sentono inutili e credono che tutti gli altri, senza di loro, si sentiranno meglio tanto nel presente quanto in futuro.

La tendenza all'isolamento delle persone affette da depressione può essere in parte attribuita a una reazione di resa integrata, che di per sé è legata all'infiammazione corporea. I comportamenti di malattia possono sorgere indipendentemente dall'entità della causa dell'infiammazione. La ricerca scientifica ha dimostrato che la presenza di citochine innesca tali sintomi. Quando si iniettano loro delle citochine, gli animali sani manifestano gli stessi schemi comportamentali di quando sono malati.

Anche il nostro impulso a tenerci alla larga dalle persone che mostrano segni esteriori di fatica e di malattia potrebbe essere una caratteristica ereditaria, una sorta di reazione intuitiva. Tuttavia, un simile atteggiamento di rifiuto rischia di esacerbare il disagio provato dal malato. Questa è una delle componenti della spirale discendente della malattia, oltre che l'ennesimo esempio di un ambito in cui il nostro sistema nervoso, evolutosi in risposta all'ambiente dei nostri antenati, è portato a tenderci un tranello.

Una reazione intensa del sistema immunitario costituisce una delle esperienze in assoluto più esigenti, a livello energetico, per un essere umano. Uno dei primi fattori a venire influenzati è la variabilità della frequenza cardiaca. L'incremento nella circolazione sanguigna e l'attivazione del sistema nervoso simpatico fanno crollare la variabilità della frequenza cardiaca. Spesso, tale dinamica anticipa l'emergere dei primi sintomi. Se volessi impiegare le tue energie per svolgere altre attività, ti ritroveresti sprovvisto delle risorse necessarie per combattere la malattia.

Nel lungo termine, la variabilità della frequenza cardiaca funge anche da indicatore del rischio di contrarre una malattia acuta o cronica. Durante un periodo in cui la variabilità della nostra frequenza cardiaca si riduce a causa dello stress fisiologico, il sistema immunitario risulta indebolito e dunque il rischio di ammalarsi è più elevato del solito. Ti sarà forse capitato di prendere il raffreddore durante un periodo stressante. Non appena ci ammaliamo, la variabilità della frequenza cardiaca peggiora ulteriormente.

Una variabilità costantemente bassa della frequenza cardiaca è legata a un incremento della probabilità di contrarre nove su dieci delle malattie, fisiche e mentali, che mietono più vittime in Occidente. La depressione aumenta il rischio di malattia cardiaca, cancro e altre patologie croniche... e le patologie croniche aumentano a loro volta il rischio di depressione. Tutte queste malattie sono disturbi infiammatori che, purtroppo, si alimentano a vicenda. Una simile dinamica, forse, spiega come mai un paziente può sviluppare una tale quantità di patologie. I dati dei rilevamenti della frequenza cardiaca ci aiutano a vigilare sui prodromi di questa spirale negativa ed eventualmente a implementare misure in grado di mitigare l'infiammazione. Anzi, per essere più precisi, a praticare metodi in grado di ridurre lo stress invalidante, oltre che tecniche di riposo che generano sollievo.

Ellen (58)

Cerco di evitare di svolgere attività serali per più giorni consecutivi. Quando mi capita, poi dormo male, mi viene l'emicrania e mi cala la *Body Battery*.

DALLA PRATICA MEDICA

Avendo lavorato perlopiù come medico di base e del pronto soccorso, mi sono sempre imbattuto prevalentemente in malattie acute. Per fortuna, quando mi laureai in medicina, era stato già introdotto il rilevamento dei valori Pcr (proteina C reattiva). La Pcr è un esame del sangue che misura indirettamente i livelli di citochine nel sangue e mostra il grado di infezione o infiammazione presente nel corpo. Al pronto soccorso, la Pcr è il parametro sanguigno cruciale. Ti può dire molto su come si sta sviluppando una malattia. Spesso me ne servo come di un preciso biomarcatore, da cui ricavare la diagnosi e una panoramica del livello di infezione. I monitor della frequenza cardiaca e l'Hrv (variabilità della frequenza cardiaca) ci hanno fornito un nuovo indicatore, altrettanto utile.

Ai pazienti rivolgo spesso la seguente domanda: «Che orologio porta al polso?». Circa due milioni di norvegesi si sono dotati di un rilevatore della frequenza cardiaca. Nel caso di malattia acuta, quando io e il paziente guardiamo assieme i dati sul suo smartphone e confrontiamo la sua attuale variabilità della frequenza cardiaca con i suoi valori medi, ne ricaviamo poi molte informazioni sugli sviluppi del disturbo in corso.

Questi dati si sono dimostrati particolarmente utili nella cura di infezioni che, anche molto tempo dopo la risoluzione dello stato febbrile, continuano a causare malessere. Penso, per esempio, alla mononucleosi. Anche il Covid-19 è in grado di scombussolarci a lungo dopo la guarigione (*Long Covid*). In simili situazioni, non è sempre facile, per il medico e per il paziente, stabilire una prognosi.

Con i rilevatori della frequenza cardiaca, posso capire più facilmente quando una persona è pronta per tornare al lavoro o per fare esercizio fisico. Dopo che un paziente è rientrato al lavoro, confrontando i suoi dati, sono in grado di giudicare se il suo corpo sta reggendo o meno lo sforzo.

Le rilevazioni dei monitor della frequenza cardiaca, inoltre, rendono più semplice per il paziente chiedere al medico una proroga del periodo di malattia. Forse, purtroppo, noi medici tendiamo a mostrarci più empatici e comprensivi nei confronti dei pazienti i cui esami ci confermano l'effettiva malattia. Molte persone mi raccontano che spesso, in assenza di cause riscontrabili o percepibili per i loro disturbi, non riescono a farsi prendere sul serio dai miei colleghi.

Oltre alle malattie infettive, anche fratture, distorsioni e operazioni esercitano un impatto sulla variabilità della frequenza cardiaca e la secrezione di citochine. In tutte queste situazioni, alcuni pazienti tendono a isolarsi. Persino le otturazioni o le estrazioni dentali possono mettere certi individui completamente ko, innescare sintomi di malattia, deteriorare sonno e appetito e provocare una reazione di isolamento.

Quando stai male, dovresti alzarti e fare un po' di moto. In fondo, il sangue deve raggiungere tutte le estremità corporee, come del resto il fluido linfatico. Anche se la febbre, e il conseguente incremento della frequenza cardiaca, contribuiranno a incrementare la circolazione, tu puoi tranquillamente metterci del tuo. Quindi, nel corso della giornata, fatti un giretto in casa.

In base alla mia esperienza, i pazienti più malati, come in altri ambiti, si attestano ai due estremi della curva: quelli che prestano un'eccessiva attenzione alle malattie e perciò sono diventati totalmente passivi e quelli che non si curano quasi affatto di stare male e, finché il corpo non ne ha abbastanza e dichiara la resa, continuano a procedere imperterriti a massima velocità.

Durante una malattia acuta a breve termine, bisogna rilassarsi il più possibile. Se sei invece affetto da un disturbo più leggero ma duraturo, devi cercare un buon equilibrio tra l'eccesso di impegni e il riposo. Riposare troppo rischia di indebolire il corpo più del necessario. Sforzandosi troppo si possono deteriorare le proprie capacità di recupero. Per fortuna, dopo la comparsa sul mercato dei rilevatori della frequenza cardiaca, istituire un buon equilibrio tra attività e riposo è diventato più semplice. Essendo ormai in grado di vedere con i nostri occhi in che modo i valori dello stress rispecchiano la malattia, sia io come medico sia tu come paziente abbiamo l'opportunità di bilanciare il tuo livello di attività in maniera molto più stabile.

Per concludere, una grave preoccupazione: spesso ho trovato molto frustrante dover lavorare in un sistema sanitario dominato da paratie pressoché impermeabili tra medicina psichiatrica e medicina somatica. Moltissime patologie fisiche e mentali sono caratterizzate da uno stato cronico di infiammazione, che queste due branche mediche dovrebbero trattare in maniera collaborativa.

Annette (35)

È stato interessante notare che, alcuni giorni prima che risultassi positiva al Covid, l'orologio mostrava qualcosa di strano nel mio corpo. Pensa, prima che io cominciassi a sviluppare i sintomi, il mio Oura Ring era già in allarme! Me ne stavo sdraiata a letto senza fare assolutamente nulla e nel frattempo – incredibile! – il mio corpo lavorava a pieno regime.

LA MIA ESPLORAZIONE

A questo punto, devo sottopormi nuovamente alla gogna. Da medico, mi è capitato spessissimo di lavorare anche in condizioni di salute pessime e, dopo una malattia, di rientrare il prima possibile. Credo che lo stesso si possa dire della maggioranza dei miei colleghi. Nella nostra professione, i permessi per malattia sono molto più rari che in altri ambiti lavorativi limitrofi. Tanto da parte dei medici stessi quanto a livello di aspettative sociali, da un esperto della cura si pretende di più che da altre categorie umane.

Ora, durante i periodi in cui sono malato, sono diventato più bravo a calibrare i miei livelli di attività, soprattutto in termini di riposo e di sonnellini. Inoltre, riduco al minimo tutti gli altri fattori di stress. Per quanto riguarda l'esercizio fisico, sono diventato più paziente. Solo quando il rilevatore mostra un completo recupero, ricomincio ad allenarmi. Quando avevo il Covid, per giorni i monitor rimasero in «modalità di allerta» e mi sconsigliarono di fare moto. Durante i mesi successivi, i rilevatori continuarono ad attestare nel mio corpo una difficoltà molto superiore al solito nel portare a termine le mie consuete passeggiate.

Anche se, a detta di molti atleti, a patto di non avere la febbre è giusto allenarsi, io dubito che durante la convalescenza una persona abbia già recuperato a sufficienza per godere di tutti i potenziali benefici dell'esercizio fisico. Il corpo, a mio avviso, dovrebbe accontentarsi di dare priorità alla lotta contro la malattia e lasciar perdere la riparazione dei muscoli.

Devo riconoscere che, dopo aver cambiato stile di vita, contraggo molte meno infezioni respiratorie di un tempo. In quasi tre anni, mi sono ammalato solo una volta di Covid. Quindi, sapendo che questi risultati li devo allo stesso sistema immunitario incaricato di proteggermi dalla malattia cardiaca, dal cancro e da altre gravi patologie, sono piuttosto soddisfatto.

Ingvild (52)

Di recente, ho fatto conoscere a un'amica gli orologi Garmin e la *Body Battery*. All'inizio, come dimostravano i valori bassi della *Body Battery* (che restava sul cinque per metà della notte per poi ricaricarsi al mattino poco sopra il venti), recuperava male. Anche dopo aver implementato varie dritte e consigli nella propria routine, il suo miglioramento è stato minimo. Poi la notte scorsa c'è stata una sorpresa: si è dimenticata di prendere la pillola per la pressione. BAM! La *Body Battery* si è ricaricata all'improvviso!

LA TUA ESPLORAZIONE

Naturalmente, è possibile che, mentre segui le indicazioni di questo manuale e impari ad analizzare i dati della variabilità della tua frequenza cardiaca, tu non contragga nessuna malattia acuta. Se tuttavia un giorno dovessi accorgerti che qualcosa bolle in pentola, non esitare a recuperare questo libro e a rileggere questo capitolo. Se sei palesemente ammalato, cerca di individuare un cambiamento nella variabilità della frequenza cardiaca o nei livelli di stress. Molti pazienti dotati di rilevatori mi hanno detto che i dati mostrati dall'orologio sono cambiati prima ancora dell'emergere dei sintomi. Poi controlla quanto tempo ci impiegano i valori a tornare esattamente come prima della malattia. Così prenderai dimestichezza con il modo in cui il tuo corpo reagisce alla malattia. Se la tua salute era già indebolita, forse il recupero richiederà più tempo.

Prova varie strategie per alleviare il carico a cui è sottoposto il corpo durante la malattia. Dormi più a lungo del solito. Se fai dei sonnellini, cambia qualcosa? Gli esercizi di respirazione ti aiutano? Mangia meno e non bere alcol. Prima di ricominciare ad allenarti, comincia a fare una passeggiata tranquilla... Preferibilmente, segui uno dei tuoi percorsi abituali, in modo da poter confrontare i dati. Prendilo come un gioco, incentrato sul contribuire il più possibile al recupero del tuo corpo. Se devi andare dal medico, mostragli pure i tuoi valori, così potete progettare assieme le settimane successive e decidere se farti tornare al lavoro o optare per un periodo di malattia.

Un rilevatore può elargirti più potere come paziente e al contempo renderti più responsabile del tuo recupero. Ho la netta impressione che le persone che si assumono davvero una tale responsabilità poi finiscono per essere più sane. Consideralo un incoraggiamento a prendere il controllo della situazione!

Bente (48)

Soffro di fibromialgia e ho una disabilità del 50 percento. Durante il primo giro di raccolta dati, ho preso la dose più bassa possibile di Sarotex (50 milligrammi). La *Body Battery* non superava quasi mai il 40, di solito si attestava sotto il 25 e, indipendentemente da ciò che facevo, restava spesso al minimo per tre giorni consecutivi. Appena ho smesso di prendere il Sarotex, la *Body Battery* è nettamente risalita. Ora riesco ad arrivare fino a 70 o 80.*

* NB Se, in base ai valori dell'Hrv, ti rendi conto di dover alterare il dosaggio dei farmaci che assumi, ti chiederei, per favore, prima di prendere iniziative autonome, di contattare il tuo medico curante.

Fase otto: controllo del peso

Nella mia pratica, purtroppo, mi imbatto in una percentuale spropositata di persone sovrappeso. Tale dato di fatto è probabilmente dovuto alla loro maggiore propensione ad ammalarsi, oltre che all'incredibile statistica secondo la quale il 70 percento delle persone sono in sovrappeso. Durante la mia quasi venticinquennale carriera medica, ho assistito con stupore a questo grande mutamento. Se un tempo, dopo aver visitato una persona pericolosamente sovrappeso, prima che ne incrociassi un'altra in ambulatorio potevano passare settimane, oggi si tratta di un'occorrenza quotidiana. La gravità di quest'epidemia non ha, credo, ancora cominciato a manifestarsi appieno. Tanto per fare un paragone, fu solo dopo quaranta o cinquant'anni di diffusione delle sigarette che gli effetti negativi del fumo iniziarono davvero a emergere in tutta la loro gravità.

LA SCIENZA

Ci sono due tipi di tessuto adiposo. Il primo si chiama grasso sottocutaneo. Si trova sotto la pelle ed è relativamente innocuo. Il secondo tipo, ben più nocivo, è localizzato perlopiù nella pancia e si chiama grasso viscerale. Tende a circondare gli organi. Se si deposita nel fegato, diventa particolarmente pericoloso.

Un tempo, la sindrome del fegato grasso era considerata un sintomo dell'alcolismo. Oggi invece si tratta di una patologia sempre più diffusa, anche in persone giovani, bambini compresi, che non consumano alcol. La causa è da ricercarsi nell'assunzione di carboidrati a rilascio rapido, che incrementano i livelli di insulina nel sangue e di conseguenza stimolano il fegato a immagazzinare il grasso.

Mentre il grasso sottocutaneo consiste di una riserva pressoché inerte di acidi grassi, il grasso viscerale secerne sostanze infiammatorie, poi fatte circolare nel corpo dal sangue. Queste sostanze infiammatorie vengono rilasciate perché ogni cellula grassa si ritrova a immagazzinare una quantità di grasso superiore a quella per cui è predisposta. I mitocondri vanno in sovraccarico e, come se la cellula fosse malata, inviano segnali infiammatori. Inoltre, sostanze grasse gocciolano dalle cellule nel flusso sanguigno. Il grasso aderisce alle pareti dei vasi sanguigni, che si restringono. Tale dinamica aumenta il rischio di malattie e comporta un peggioramento della variabilità della frequenza cardiaca.

DALLA PRATICA MEDICA

La mia esperienza di medico mi insegna che, mentre le diete non funzionano, implementare nel proprio stile di vita delle misure che portano alla perdita di peso tende invece a essere una strategia efficace. Tuttavia, non possiamo completamente esimerci dalla necessità di tenere d'occhio il peso corporeo; dopo il dimagrimento, rimanere stabili al nuovo peso forma richiede una certa fatica. Ho scoperto che, se non ci si sforza un po' tutti i giorni per mantenere il proprio peso normale, si finisce per soffrire ogni giorno a causa del peso eccessivo. La seconda alternativa crea, nel lungo periodo, più insoddisfazione e malessere. Dimagrire richiede un impegno duraturo, che potrebbe salvarti da una morte anticipata. I dati hanno mostrato che la variabilità della frequenza cardiaca migliora in contemporanea alla perdita di peso.

LA MIA ESPLORAZIONE

Dopo il digiuno, la mia miglior strategia di dimagrimento consiste nel pesarmi ogni mattina. Così facendo, mi accorgo di ogni minimo aumento. Se sto ingrassando, faccio mezza giornata di digiuno e il peso torna normale. Quando cercavo di perdere venti chili, questo metodo si rivelò molto proficuo. Se ripenso a tale impresa, ricordo la gioia procuratami dalla consapevolezza di non dovermi trascinare dietro il peso equivalente di una valigia da mettere nella stiva dell'aereo. Ci impiegai due anni a raggiungere il mio peso forma e ancora oggi, per mantenerlo, devo impegnarmi tutti i giorni. Per sapere che ne vale la pena, però, mi basta veder sporgere il petto più in là dello stomaco.

La mia bilancia misura anche il grasso corporeo. Dopo aver testato vari marchi e aver appurato che non erano molto precisi (se vuoi risparmiare, però, ti consiglio l'ottima Beurer), ho optato per una bilancia Tanita che, inviandomi una piccola scossa elettrica, azionabile con una manopola, è in grado di calcolare la percentuale di acqua, di massa muscolare e di massa grassa presente nel mio corpo e di ricavarne poi una stima della mia età biologica. Per esempio, questa bilancia mi ha mostrato che, durante i quattro mesi in cui mi sono astenuto dall'esercizio fisico, i quattro chili che ho perso erano tutti di muscoli. Tanita produce anche un modello portatile da viaggio che, dati i miei continui spostamenti, mi torna molto utile e che la scorsa estate mi ha permesso di mantenere, per la prima volta, il mio peso forma durante una vacanza di tre settimane. Ci impiego soltanto trenta secondi a pesarmi la mattina e, con questo gesto che ormai rientra nella mia quotidianità, compio un grande sforzo per il mio benessere.

Ho scoperto che lo scoglio maggiore, per me, sono i giorni di vacanza, oppure prima di partire o dopo essere rientrato, quando esco dalla mia routine. Tale dinamica conferma le scoperte scientifiche. In media, nel periodo intercorrente tra il Giorno del Ringraziamento e Capodanno, cioè in meno di due mesi, un cittadino statunitense ingrassa di due terzi del peso totale che prenderà nel corso dell'anno. Anch'io posso tranquillamente ingrassare di quattro o cinque chili durante le feste invernali. Da quando ho cominciato a prendermi dei giorni di digiuno per intervallare i festeggiamenti famigliari natalizi, riesco con molta più facilità ad arrivare a Capodanno in equilibrio. Ogni giorno riduco le calorie liquide e prediligo una dieta *low-carb*. A pranzo mi accontento di un'insalata e, tra i pasti, faccio spuntini a base di noci.

LA TUA ESPLORAZIONE

Compra una bilancia moderna in grado di misurare la tua percentuale di grasso corporeo e di massa muscolare. Vari studi hanno dimostrato che, pesandosi tutti i giorni, si finisce poi con il perdere in media sei o sette chili. A forza di salire sulla bilancia, inculchiamo nei lobi frontali il desiderio di perdere peso e così facciamo meno fatica a resistere alla cioccolata e ai dolci e preferiamo mangiare una mela. Ripetiamolo: ciò che puoi misurare, lo puoi controllare! Non credo sia una coincidenza che molti dei pazienti obesi che visito in ambulatorio non sanno nemmeno quanto pesano – quando lo scoprono, spesso rimangono scioccati – e che invece le persone normopeso tendono ad avere una certa dimestichezza con la bilancia. Tuttavia, l'obesità è un argomento estremamente delicato e talmente intriso di vergogna che anch'io, come la maggioranza dei medici, evito di parlarne durante i consulti. Poiché però si tratta di un fattore dall'impatto fortissimo sulla nostra salute, e poiché con il rilevatore della variabilità della frequenza cardiaca possiamo misurare gli effetti del dimagrimento, ho deciso di parlarne.

Ecco un consiglio per chi tende a usare il cibo per regolare i propri alti livelli di stress, o per chi si consola con il cibo. Quando sei stressato o giù di morale e senti il bisogno di mangiare, prova prima a fare degli esercizi di respirazione per rilassarti. Poi vedrai se hai ancora voglia di mangiare.

Come scoprire se il tuo grasso è sottocutaneo oppure pericoloso grasso viscerale

1. Afferra il grasso della pancia. Se, quando lo stringi tra le dita, ha la consistenza di un cuscino, si tratta perlopiù di grasso sottocutaneo. Se invece ti sembra di toccare una palla solida, probabilmente è grasso viscerale.
2. Per ottenere una risposta più precisa, chiedi al medico di base qual è la proporzione tra trigliceridi e colesterolo Hdl nei tuoi esami del sangue. Se sei affetto da una grave forma di obesità, il coefficiente sarà superiore al due. Più la cifra si avvicina a uno, più la tua salute è solida. Se il valore è inferiore a uno, meglio ancora.

Fase nove: nicotina

In Norvegia, la diffusione massiccia delle sigarette cominciò negli anni Trenta e, quando raggiunse il picco negli anni Sessanta, il 60 percento degli uomini e il 40 percento delle donne fumava. L'idea che delle persone pagassero per riempire i propri delicati polmoni, che contengono cinquecento milioni di microscopici alveoli, con i fumi velenosi del catrame sembra pura fantascienza. Oggi, i fumatori norvegesi sono meno del 10 percento della popolazione totale e soltanto l'1 o il 2 percento dei cittadini tra i sedici e i ventiquattro anni. Tuttavia, il 15 percento dei norvegesi tra i sedici e i settantaquattro utilizza lo *snus*, una polvere umida di tabacco che, invece di essere fumata, viene posta sotto il labbro superiore. Nel Regno Unito, le sigarette elettroniche vanno per la maggiore e nel 2023 le utilizza il 9,1 percento degli adulti (4,7 milioni di persone), la percentuale più alta mai registrata.

Che effetto ha su di noi la nicotina? Quale impatto esercita sulla nostra salute? Come influisce sui nostri livelli di stress? Pur prendendo in considerazione alcune tra le più comuni malattie secondarie causate dall'assunzione di tabacco, ci concentreremo soprattutto sulle conseguenze provocate dal fumo, dallo *snus* e da altri sostituti del tabacco, come gli spray, le sigarette elettroniche e le gomme da masticare, sul nostro *body budget*.

Quando fumiamo una sigaretta, normale o elettronica, diventiamo davvero più calmi? Continua a leggere per trovare risposta ad alcuni di questi interrogativi.

Tore (35)

Uso lo *snus* e da un po' di tempo mi ha preso il sospetto che quest'abitudine possa contribuire a peggiorare i miei livelli di stress. Ho provato a smettere all'improvviso e, dopo qualche giorno di astinenza, sembra proprio che i valori dello stress e la frequenza cardiaca siano più bassi di prima. Ho anche l'impressione di dormire meglio e di disporre, nell'arco della giornata, di una quantità più stabile di energia.

LA SCIENZA

Chi fuma quotidianamente può accorciare la propria esistenza anche di dieci anni. Ogni sigaretta, fumata per sei minuti, può toglierti quindici minuti di vita e dunque un settantenne che ha fumato per cinquant'anni potrebbe aver trascorso quattro anni della propria vita a ridursela di dieci. Oltre all'impatto sulla salute, il fumo comporta anche una spesa per acquistare i derivati del tabacco.

La nicotina influenza il sistema nervoso autonomo e lo porta a rilasciare due ormoni, adrenalina e dopamina, che ci fanno sentire euforici e innescano la dipendenza. La nicotina fa contrarre la muscolatura presente nelle pareti dei vasi sanguigni. La circolazione diminuisce e sale la pressione arteriosa (le arterie sono i vasi sanguigni che partono dal cuore e si espandono nel corpo). Ne derivano quindi un innalzamento della pressione sanguigna e un aumento nella frequenza cardiaca. In natura, la nicotina è un veleno utilizzato dalle piante come insetticida.

Per molti anni, l'industria del tabacco riuscì a manipolare la scienza medica e a far passare l'idea che fumare fosse salutare. Poiché i gravi danni arrecati dal fumo diventarono evidenti solo dopo alcuni decenni di diffusione delle sigarette, ci volle del tempo perché le persone comprendessero quanto in effetti il fumo accorciasse la loro aspettativa di vita. Finora, nella combustione del tabacco sono state rintracciate settanta sostanze gravemente nocive. Nel complesso, in una sigaretta sono stati identificati settemila composti chimici diversi.

Il fumo di tabacco distrugge fisicamente i polmoni, che sono senza dubbio la parte più vulnerabile del nostro corpo e i cui minuscoli alveoli assorbono l'ossigeno e lo distribuiscono al sangue. La nicotina causa arteriosclerosi, cioè restringe i vasi sanguigni e diminuisce così l'afflusso circolatorio agli organi, pelle compresa. Per esempio, nei fumatori le ferite dovute agli interventi chirurgici impiegano più tempo a rimarginarsi e sono anche esposte a un maggior rischio di infezione. È ormai universalmente noto che fumare causa e facilita patologie quali broncopneumopatia cronica ostruttiva (Bpco), malattia cardiaca, cancro ai polmoni e arteriosclerosi. Il fumo e l'assunzione di nicotina aumentano anche l'insulino-resistenza e contribuiscono a incrementare l'infiammazione corporea.

Dal 2004, anno in cui in Norvegia entrò in vigore il divieto assoluto di fumo nei bar e nei ristoranti, molti fumatori sono fortunatamente passati allo *snus*, che parrebbe in grado di arrecare soltanto il 10 percento dei danni alla salute procurati dalle sigarette. Ciononostante, lo *snus* sembra aumentare lo stress a carico del sistema nervoso centrale, il che a sua volta può portare a svariati disturbi legati all'infiammazione, di cui in questo libro abbiamo parlato spesso. La questione fondamentale, naturalmente, è capire se lo *snus* ti fa male o meno. Un rilevatore della frequenza cardiaca può fornirti la risposta. L'impatto dello *snus* sullo stress e sulla riduzione della forza di volontà cambia da persona a persona. Per quanto mi riguarda, lo *snus* fiaccava notevolmente le risorse a mia disposizione... E mi parve inutile sprecare le mie energie preziose per elaborare lo stress prodotto dallo *snus* invece che da attività più significative.

Anche se si potrebbe pensare che, con la quasi totale scomparsa dei fumatori, l'aspettativa media di vita si sia notevolmente alzata, in realtà a limitare il miglioramento di questo parametro sono subentrate le altre malattie legate allo stile di vita. Il divano, lo schermo, il cibo e la solitudine sembrano esercitare lo stesso influsso tossico di un pacchetto di sigarette.

DALLA PRATICA MEDICA

È quasi sempre inutile chiedere a un paziente se fuma; per conoscere la risposta, basta guardarlo in faccia. Un fumatore di cinquanta o sessant'anni spesso sembra dieci anni più anziano di un coetaneo non fumatore. Anche in quest'ambito, l'aspetto esteriore riflette i processi interni del corpo. Tale dinamica deriva in parte dal fatto che il fumo, riducendo l'approvvigionamento sanguigno, tanto alla pelle quanto ai delicati meccanismi dell'organismo, contribuisce così a creare più rughe, minore elasticità del derma e a innescare una condizione complessiva in cui gli organi interni, purtroppo, assumono la stessa consistenza da prugna secca dell'epidermide.

I fumatori ribadiscono che il fumo allevia lo stress. Fumare, però, allevia solo la smania di nicotina e in realtà i consumatori di tabacco mi paiono più stressati delle altre persone. Poiché se le loro vite si svolgono perennemente sulle montagne russe della nicotina, non c'è nulla di cui meravigliarsi. Per loro, lo stress raddoppia. Se non hanno assunto una dose di nicotina, sono mentalmente stressati dall'astinenza. Quando finalmente riescono a consumare la loro sostanza prediletta, si attiva il sistema nervoso, stressando il corpo.

Henirikke (38)

A metà aprile ho smesso di usare lo *snus* e la mia frequenza cardiaca a riposo è passata da 70 a 60.

LA MIA ESPLORAZIONE

Quando facevo l'internato a Bodø, durante una delle tante giornate ventose, mi rifugiai nel Glasshuset, una piccola galleria commerciale coperta, foderata di vetro. Mi controllai le tasche: un pacchetto di Lucky Strike, un contenitore di *snus*, un cerotto alla nicotina, gomme da masticare alla nicotina... Inoltre, nel disperato tentativo di smettere di fumare, avevo appena comprato in farmacia uno spray nasale alla nicotina. Era il mio primo tentativo con quell'aggeggio e me ne pentii subito. Era come inondarsi le narici di spray al pepe. Mi lacrimarono gli occhi, ma mi diedi un contegno e, in fretta e furia, mi allontanai.

Per anni, i miei innumerevoli tentativi di smettere di fumare non sortirono effetto. Ogni volta che cercavo di rinunciare alla nicotina, sprofondavo nella depressione e non mi sentivo più me stesso. Durante l'internato, date le scarse opportunità a mia disposizione per fumare una sigaretta, passai allo *snus*. Forse, per mantenermi vigile duranti i frenetici turni da ventiquattro ore, avevo bisogno della nicotina. Nel 2004, prima di partire per il cammino di Santiago, mi infilai nello zaino dieci confezioni di *snus*. Quando alla fine rimasi senza scorte, tornai alle Lucky Strike. Anche durante le lunghe marce, fumavo quaranta sigarette al giorno.

Nel corso degli anni, soprattutto dopo la nascita dei miei figli, mi resi sempre più conto di quanto mi costasse una tale schiavitù in termini di tempo, denaro ed energie. Volevo decidere in maniera autonoma; non volevo farmi dettare l'agenda da una maledetta molecola di nicotina!

Da quel momento in poi, cedetti alla tentazione soltanto sporadicamente, sempre in periodi in cui lavoravo in un pronto soccorso lontano da casa e dallo sguardo di mia moglie. Con il passare del tempo, però, realizzai che i turni durante i quali usavo lo *snus* erano i più spossanti e che il comun denominatore delle mie giornate difficili era proprio lo *snus*... E non l'interazione con i pazienti. Utilizzando il rilevatore della frequenza cardiaca, scoprii che nei giorni in cui assumevo lo *snus* era quasi impossibile analizzare e distinguere i diversi tipi di stress. L'effetto della nicotina provocava un'attivazione tanto intensa del sistema nervoso centrale da costringerlo a procedere costantemente a massima velocità. Non riuscivo a calmarmi con gli esercizi di respirazione né con i sonnellini diurni. L'impatto del tabacco perdurava per buona parte della notte, turbava il sonno e contribuiva a farmi svegliare non del tutto riposato. Tuttavia, dato che volevo approfondire l'effetto di vari fattori di stress sul sistema nervoso, entrare in una tabaccheria e comprare un pacchetto di sigarette fu una scelta quasi obbligata... Per il progresso della scienza, ormai l'avrete capito, sono disposto a tutto!

Dopo essere rimasto sconvolto dall'aumento di prezzo rispetto all'ultima volta che avevo acquistato delle sigarette, sperimentai un altro choc. Per trovare risposta alla mia domanda inerente agli effetti attivanti o calmanti della nicotina sul sistema nervoso centrale, bastarono pochi tiri. Sul rilevatore, i livelli di stress schizzarono alle stelle e mi ci vollero alcune ore per tornare in modalità di riposo. Le due sigarette successive innescarono un processo analogo, ma leggermente meno intenso. Se avessi ricominciato a fumare regolarmente, il corpo si sarebbe riabituato e i dati, sul monitor, si sarebbero progressivamente normalizzati. Nonostante il mio amore per la scienza, non ho intenzione di fare da cavia per un simile esperimento.

LA TUA ESPLORAZIONE

Ovviamente, non ti incoraggerò a provare il tabacco. È dimostrato che la nicotina ha lo stesso potenziale di dipendenza dell'eroina. Nessun'altra sostanza velenosa viene assunta altrettanto frequentemente dai suoi consumatori. Se fumi, usi le sigarette elettroniche o consumi lo *snus*, prova a rinunciare alla nicotina per una settimana e osserva gli effetti di questa interruzione sul sistema nervoso centrale. Tieni a mente che, poiché i primi giorni dovrai fare i conti con la crisi di astinenza, il rilevatore della frequenza cardiaca potrebbe non mostrare oscillazioni significative fino al termine della settimana. Osserva l'impatto esercitato dall'assenza di nicotina sul sonno, sulla forza di volontà, sui livelli di stanchezza. Ecco un consiglio per chi crede che sia arduo tenersi alla larga dai derivati del tabacco: quando ti viene la smania di nicotina, aspetta dieci minuti e poi scopri se la voglia di fumare è ancora altrettanto intensa. Cerca di distrarti facendo qualcos'altro, magari dieci squat, oppure due minuti di esercizi di respirazione.

Se, tenendo conto anche del tempo che impieghi a procurartela e a trovare un luogo in cui puoi fumare, ci metti dieci minuti a fumare una sigaretta e fumi dieci sigarette al giorno, la tua dipendenza ti costa complessivamente cento minuti al giorno, 700 minuti alla settimana e 36.500 minuti all'anno. In dieci anni, tale cifra ammonterà a 365.000 minuti, 6000 ore, quasi 36 settimane, che avresti potuto dedicare ad attività ben più ragionevoli. Inoltre, statisticamente parlando, per ogni decennio trascorso a fumare avrai accorciato di 15.000 ore (un anno e mezzo) la tua aspettativa di vita. Fumando per sessant'anni, rinunceresti a nove anni di vita. E se invece fumi venti sigarette al giorno, secondo uno studio olandese, rischi di perdere ben tredici anni di vita. Cos'altro avresti potuto fare con 6000 ore a tua disposizione? Creare un capolavoro? Realizzare i tuoi sogni? Quando la smania di nicotina ti assale e devi decidere se accendere o meno un'altra sigaretta, potrebbe tornarti utile ritornare a una simile riflessione. Una scelta tanto minuscola e apparentemente innocente, ripetuta nel corso degli anni, può fare la differenza tra il successo e il fallimento esistenziale. Dopo il bastone, eccoti la carota: il corpo umano è estremamente efficiente nel ripulire il disastro che hai prodotto nei polmoni e nel resto dell'organismo e, a sette anni dall'ultima sigaretta, corri lo stesso pericolo di morte prematura di chi non ha mai fumato. Per esempio, se hai cinquantacinque anni e fumi da quando ne hai venti, c'è il grosso rischio che tu abbia davanti soltanto altri quindici anni di vita. Se smetti, invece, è altamente probabile che tu possa vivere ancora altri trent'anni, cioè il doppio!

Perlomeno, io mi consolo così.

Ecco un altro metodo, ricavato dalla mia professione, con cui consolido la decisione di non ricominciare a fumare: i pazienti, che dopo l'infarto continuano a fumare, tendono ad avere un secondo infarto ben prima di chi, dopo l'infarto, smette di fumare. Gli appartenenti al secondo gruppo, spesso, vivono dieci anni in più. Molti di loro riescono addirittura a guarire completamente dalla malattia cardiaca e non hanno altri infarti.

Per quanto riguarda le sigarette elettroniche e lo *snus*, i dati a nostra disposizione sono meno affidabili. Tuttavia, se sei fatto come me, scoprirai, con una certa sorpresa, che ogni giorno trascorso senza nicotina avrai maggiori riserve di energia rispetto a prima.

Consigli di lettura

È facile smettere di fumare se sai come farlo, Allen Carr

Alcuni fattori predeterminati

Invecchiamento

All'inizio del libro, ho accennato alla differenza tra invecchiamento biologico e invecchiamento anagrafico. Anche se possiamo rallentare la velocità del processo di invecchiamento, e in certi ambiti persino rimandare indietro l'orologio biologico, ovviamente non possiamo impedire ai giorni di passare. Quindi, prenderò come assodato il fatto che ora stia facendo il possibile per quanto riguarda la tua età biologica e ti stia concentrando invece sull'invecchiamento, sul quale noi esseri umani possiamo esercitare una certa influenza.

Nella tabella sottostante, osserverai la variabilità media della frequenza cardiaca di uomini e donne di diversa età. L'espressione statistica *deviazione standard* significa, per esempio, che il valore medio per una donna di età compresa tra i trentacinque e i quarantaquattro anni si attesterà sui 35,4 millisecondi (ms), ma che sono considerati normali tutti i rilevamenti compresi tra 16,9 e 53,9 ms (deviazione standard ±

18,5). L'Rmssd è la misurazione più diffusa per la variabilità della frequenza cardiaca.

Il valore dell'Hrv decresce con l'invecchiamento. Tale dinamica segnala che, con l'aumentare dell'età, l'attivazione simpatica aumenta progressivamente e, per mantenere in saldo il conto corrente del corpo, la fisiologia deve darsi sempre più da fare. Forse, ciò avviene perché l'organismo deve profondere un'energia sempre maggiore nella manutenzione e nella riparazione, due aspetti che durante la giovinezza non richiedevano un simile sforzo. Per continuare a svolgere il loro lavoro, le cellule devono impegnarsi di più. Eppure, anche se dopo uno sforzo siamo costretti a dedicare più tempo al recupero rispetto a quando eravamo giovani, necessitiamo ancora, per evitare il declino psicofisico, di una certa dose di movimento e di stress. Mentre durante la giovinezza i disturbi legati allo stile di vita sono spesso causati e cronicizzati dai ritmi frenetici e da livelli eccessivi di stress, nella vecchiaia tende a instaurarsi un quadro opposto, in cui sono proprio la passività e la carenza di stress a determinare la malattia. Molte persone invecchiano in maniera nettamente più rapida di quanto sarebbe necessario.

Da anziani, è difficile riportare la variabilità della frequenza cardiaca ai valori di quando si era più giovani. Tuttavia, un individuo attempato, che fa regolarmente esercizio fisico e si impegna a mantenere un buon equilibrio dello stress, potrebbe riuscire a raggiungere la stessa variabilità della frequenza cardiaca di quando era molto più giovane e stressato, dormiva meno ed era fuori forma.

Valori normali nella popolazione			
Età	Genere	Rmssd (ms)	Deviazione standard (ms)
25-34	Uomini	39,7	± 19,9
	Donne	42,9	± 22,8
35-44	Uomini	32	± 16,5
	Donne	35,4	± 18,5
45-54	Uomini	23	±10,9
	Donne	26,3	±13,6
55-64	Uomini	19,9	±11,1
	Donne	21,4	±11,9
65-74	Uomini	19,1	±10,7
	Donne	19,1	±11,8

Fonte: Voss, Schroeder, Heitmann, Peters e Perz: Voss norm study of gender and age, 2015

Eva (60)

Farò un'affermazione forte. Analizzando i dati e concentrandomi sulla salute, ho trasformato la mia vita. Prima non mi fermavo mai, oggi invece mi riposo il più possibile, e un tale cambiamento ha avuto un impatto molto positivo. Mi ha giovato immensamente, a livello fisico, anche la consapevolezza che attraversare periodi stressanti e impegnativi, se poi si trova il tempo per recuperare a sufficienza, non è un problema. Ne sono convinta al 100 percento.

ETÀ BIOLOGICA

L'invecchiamento anagrafico è un processo irreversibile. Il tempo passa, indipendentemente dai nostri tentativi di interferire con il suo corso. D'altro canto, possiamo influenzare l'invecchiamento biologico. Molti dei disturbi causati dall'invecchiamento precoce, forse, prima o poi si sarebbero presentati comunque, ma magari tra i settanta e i novant'anni, invece che a cinquanta. Una fisiologia forte, solida e robusta, oltre a incrementare le tue chance di longevità, ti permetterà di vivere più a lungo con un corpo sano. Chi pensa che l'allungamento della vita si limiterà a dilatare i tempi della degenza in una casa di riposo, e che dunque non vale la pena sforzarsi tanto, si sbaglia.

Il termine *inflammaging*, ormai popolare nella letteratura medica, indica proprio che a causare il cosiddetto processo di invecchiamento sono soprattutto varie patologie innescate dalle reazioni infiammatorie del corpo, che in realtà possono venire evitate. In altri termini, ciò che chiamiamo invecchiamento è, in fondo, una dinamica innescata dai disturbi provocati dall'infiammazione. Io l'ho riscontrato sia in ambito medico sia durante i miei corsi di fotografia: pazienti e allievi che a settantacinque anni si muovono come venticinquenni, e venticinquenni che salgono le scale come settantacinquenni. Tale situazione non è quasi mai frutto di coincidenze. Spesso è proprio lo stile di vita adottato da una persona a farla appartenere a una di queste due categorie.

Se riesci a mantenere per decenni la tua età biologica al di sotto dell'età anagrafica, hai buone probabilità di vivere una vita lunga e sana, fatto salvo, forse, per gli ultimi due o tre anni. Vari rilevatori della frequenza cardiaca possono fornirti una stima, basata sui parametri di efficienza corporea, della tua età biologica.

Lavorando al pronto soccorso, mi capita spesso di scrivere

certificati di morte. Quando incrocio i parenti di un defunto ultranovantenne, mi incuriosisco. Spesso loro mi dicono che il nonno – o la nonna – ha vissuto a casa propria fino agli ultimissimi anni. Di solito, simili individui facevano molto esercizio fisico, amavano il lavoro manuale o le passeggiate, avevano vari hobby e una vita sociale soddisfacente, sorridevano sempre, mangiavano cibo sano e con moderazione, dormivano abbastanza e avevano una personalità accattivante, un'aura di pace interiore. Spesso, figli e figlie, seduti sul divanetto, mi esprimono la propria gioia per aver ereditato geni tanto promettenti. Tuttavia, un breve approfondimento li smentisce: il loro stile di vita può portarli ad avere un'età biologica superiore anche di vent'anni rispetto all'età anagrafica. Degli studi hanno dimostrato che solo il 3 percento della variazione dell'aspettativa di vita di una persona può essere imputato ai geni dei genitori. Una variazione di quindici anni nell'aspettativa di vita è stata rilevata anche in soggetti gemelli. In quest'ambito, il fattore determinante è lo stile di vita.

Anche l'atteggiamento manifestato nei confronti dell'invecchiamento è un fattore importante. La ricerca scientifica ha dimostrato che le persone contraddistinte da un'attitudine positiva rispetto all'età avanzata, tendono a vivere in media sette anni di più di chi dimostra invece un'attitudine negativa (pur con una sostanziale uniformità nelle condizioni fisiche, nell'incidenza di depressione, nello status socioeconomico e in altri possibili fattori). Tale dinamica va, probabilmente, imputata al fatto che le persone contrassegnate da una prospettiva positiva sull'invecchiamento, e che associano agli anziani parole come «saggi» e «competenti», tendono a fare più esercizio fisico e a seguire maggiormente i consigli del medico. Chi d'altro canto associa agli anziani termini quali «inutili» e «bigotti», sarà invece meno portato a credere di poter esercitare un ruolo attivo nei processi legati al proprio benessere.

Uno studio si è concentrato sull'impatto di questi due diversi atteggiamenti durante una grave emergenza medica, provocata per esempio dalla frattura del femore, da una malattia polmonare o da un cancro. I pazienti con una visione positiva dell'invecchiamento hanno reagito alla crisi profondendo ulteriori sforzi nella cura della propria salute. Ma si è dimostrata vera anche la tesi opposta: i degenti predisposti negativamente erano meno motivati a impegnarsi. In un certo senso, dato che le nostre riflessioni portano ad azioni impattanti sul benessere, possiamo quindi migliorare la nostra salute «con la forza del pensiero».

Variazione stagionale

Analizzando i miei valori, ho appurato che la mia variabilità della frequenza cardiaca migliora d'estate. L'Oura Ring, la Whoop Band e l'orologio Garmin, al riguardo, si sono dimostrati concordi. C'entra qualcosa il fatto che d'inverno le persone sono più esposte alle malattie? Si tratta di un concetto caro a noi medici, incentrato sulla maggiore propensione degli esseri umani, durante i mesi invernali, a restare in ambienti chiusi, nei quali è più facile infettarsi a vicenda. Inoltre, durante l'inverno l'influenza si dimostra particolarmente virulenta.

D'inverno, si muore con frequenza nettamente maggiore che d'estate. Un tempo, si pensava che a causare questa disparità fosse l'influenza. Non potrebbe darsi, tuttavia, che anche la riduzione complessiva nella nostra capacità fisiologica e immunologica e il conseguente incremento di vulnerabilità a varie patologie giochino un ruolo importante in questa partita? I livelli più elevati di citochine infiammatorie, attestati negli esami del sangue dei cittadini europei durante i mesi invernali, potrebbero essere coinvolti? E se questa crescita dei valori infiammatori fosse dovuta a una più intensa mobilitazione del sistema immunitario in vista di una pressione infettiva percepita come più aggressiva?

Auspicabilmente, anche grazie al fatto che milioni di persone, residenti nello stesso continente, dispongono oggi di rilevatori della frequenza cardiaca, in un prossimo futuro saremo in grado di rispondere a molte di queste domande.

La ragione per cui d'estate l'Hrv migliora, resta altrettanto oscura. È appurato che, anche se nei mesi estivi si dorme peggio, si recupera meglio. Sembrerebbe che, per mantenere gli stessi livelli di variabilità della frequenza cardiaca, in estate si abbia bisogno di meno ore di sonno. Forse la causa va ricercata negli effetti della luce solare, oppure nelle vitamine D prodotte dalla pelle? È dimostrato che esporsi al sole a torso nudo aumenta la produzione di ormoni sessuali. Metà della luce solare consiste di raggi infrarossi, di cui è ormai attestata la capacità di rendere più efficienti i mitocondri (centrali energetiche delle cellule). Forse possiamo implementare delle misure per ridurre questa forbice stagionale, ma soprattutto dobbiamo essere consapevoli e tenere conto del fatto che, nel complesso, d'inverno siamo un po' più deboli. Nei mesi freddi, la nostra necessità di dormire aumenta leggermente, come del resto la suscettibilità allo stress. Perciò, non mi pare particolarmente saggio scegliere un momento di debolezza come gennaio per cambiare, sull'onda di un ottimistico proposito per l'anno nuovo, il proprio stile di vita. In fondo, quando i nostri livelli di energia sono al minimo, lo è anche la nostra forza di volontà. E se invece che a gennaio, mentre riposiamo davanti al caminetto, i nostri obiettivi li stabilissimo in marzo, per poi cominciare a lavorarci a maggio? Con un simile tempismo, avremmo maggiori probabilità di successo.

Genere

Gli uomini sono contraddistinti da una variabilità della frequenza cardiaca mediamente inferiore rispetto alle donne... Almeno fino a quando, con il sopraggiungere dell'età, la differenza si azzera. Come attestato nella tabella *Voss norm study of gender and age* del 2015, la variabilità della frequenza cardiaca femminile, fino alla menopausa, supera di 3-3,5 millisecondi quella maschile. Tale fattore potrebbe essere legato al fatto che, in media, gli uomini muoiono due o tre anni prima delle donne. Forse così si spiega anche come mai gli uomini hanno un sistema immunitario più aggressivo, più citochine nel sangue e una maggiore infiammazione corporea. Storicamente, essendo coinvolti in attività come la caccia e la guerra, avevano maggiori probabilità di venire feriti e, di conseguenza, di contrarre infezioni. Quindi, gli uomini avevano bisogno di un sistema immunitario più «infiammabile» che però, essendo portato a «sparare a vista», tende poi a danneggiare erroneamente anche i tessuti sani.

Nel corso dell'evoluzione, le donne erano invece più vulnerabili ai disturbi che si presentavano lentamente. Dunque, il loro sistema immunitario non ha bisogno di reagire in maniera tanto immediata. Biologicamente, per la sopravvivenza della tribù, la longevità femminile rivestiva un'importanza maggiore. Dopo aver ingravidato una donna, tutto sommato, gli uomini avevano svolto la propria funzione.

Gli studiosi di biologia evolutiva ritengono che la menopausa femminile derivi dalla necessità per le nonne di prendersi cura dei nipoti e di rafforzare così le chance di sopravvivenza dell'intera tribù. Questo tratto, poi, si sarebbe integrato nel genoma umano.

Gli esseri umani sono gli unici mammiferi terrestri ad andare in menopausa. L'altra specie in cui è presente la menopausa sono le balene e tra di loro le nonne hanno un ruolo centrale nell'accudimento dei piccoli.

Bente (48)
Ho scoperto che le vampate di calore della menopausa producono stress e svuotano la *Body Battery*.

Mestruazioni

Anche se verrebbe da pensare che le mestruazioni siano un tema rilevante solo per le lettrici femminili in età fertile, in realtà si tratta di un argomento che ci riguarda tutti. Ho spesso osservato l'enorme impatto esercitato da queste emorragie mensili sulla capacità di molte ragazze e donne durante periodi impegnativi e di fragilità.

Una delle ragioni per cui, nella ricerca farmacologica, sono sempre stati gli uomini a fungere da soggetti sperimentali potrebbe consistere nel fatto che i risultati dei trial dei nuovi farmaci avrebbero potuto essere nettamente distorti dalle significative variazioni fisiologiche rilevabili nelle donne durante il ciclo mestruale. Queste oscillazioni si palesano anche sui monitor della frequenza cardiaca: la preparazione per una possibile gravidanza non avviene affatto in sordina. Il corpo dà fondo alle proprie risorse.

Nella prima metà del ciclo mestruale, la variabilità della frequenza cardiaca femminile si avvicina maggiormente a quella maschile. Questo periodo, spesso definito *fase a basso tasso ormonale* o *fase follicolare*, è caratterizzato da rilassamento, attivazione parasimpatica e dunque da una variabilità più elevata della frequenza cardiaca. Nella seconda metà del ciclo, dopo l'ovulazione, comincia la *fase ad alto tasso ormo-*

nale o *fase luteinica*, contraddistinta dall'attivazione del sistema nervoso simpatico. Il corpo si prepara rapidamente alla gravidanza. La variabilità della frequenza cardiaca può scendere di molto e il *body budget* si consuma. In questa fase del ciclo mestruale, sarebbe meglio prendersela comoda.

Ricorda che, se utilizzi contraccettivi ormonali, l'ovulazione risulterà inibita e dunque la stressante fase luteinica non avrà luogo. Gli ormoni presenti nella pillola potranno comunque influenzare il tuo umore. Si tratta di un effetto collaterale comune.

I problemi mestruali per cui si ricorre più spesso al medico sono l'emicrania e la spossatezza. Le studentesse spesso lamentano di non riuscire a trovare le energie per svolgere i compiti scolastici, soprattutto la settimana prima del sanguinamento.

Oltre a comportare sbalzi d'umore, il ciclo mestruale esercita un impatto sulle energie a cui attingere per compiere qualunque attività. In genere, si tende a prestare troppo poca attenzione alle necessità di calibrare i propri impegni in base alle risorse energetiche che si hanno a disposizione.

Forse, sarebbe utile appurare se, nel corso del ciclo mestruale, la variabilità della tua frequenza cardiaca segue uno schema ricorrente. Potrebbe rivelarsi particolarmente proficuo il confronto tra la settimana precedente e la settimana successiva all'inizio del sanguinamento. Se usi la pillola contraccettiva, le tue mestruazioni sono indotte artificialmente da ormoni che fanno credere al corpo di essere gravido... Senza però che l'organismo possa completare il lavoro preparatorio alla gravidanza. Secondo le rilevazioni di Whoop, le donne che prendono la pillola sono contraddistinte da valori della variabilità della frequenza cardiaca più simili a quelli degli uomini.

Se soffri di un disturbo cronico che procede a ondate, come per esempio l'emicrania, la fibromialgia, la sindrome dell'intestino irritabile o la depressione, ti consiglierei di analizzare il legame tra la variabilità della frequenza cardiaca, le mestruazioni e i tuoi sintomi.

Durante la settimana prima delle mestruazioni, quando la tua Hrv potrebbe essere al minimo, dovresti evitare di allenarti in maniera troppo intensa. In realtà, i dati dell'Hrv attestano che, contrariamente a quanto si sarebbe portati a credere, durante il sanguinamento le capacità di recupero sono ottime. Se ci pensi bene, in fondo non è così strano: il corpo ha finito di tribolare, la gravidanza non ha avuto luogo e a quel punto l'organismo può prendersela comoda a rilassarsi, almeno per un paio di settimane, fino al prossimo tentativo speranzoso. Nel periodo che precede la fase luteinica successiva, le energie possono essere riallocate più agevolmente per attività stressanti, come l'esercizio fisico.

In un prossimo futuro, con l'aumentare della percentuale di donne che si allenano e utilizzano i rilevatori della frequenza cardiaca, approfondiremo ulteriormente le nostre conoscenze sull'impatto delle mestruazioni sulle riserve di energia da dedicare all'esercizio fisico e ad altri fattori di stress psicologico.

10 dritte fenomenali per il tuo benessere

1. Assicurati di dormire bene per otto ore. In teoria, bisognerebbe andare a letto alle 22.

2. Dopo le ore 20, abbassa tutte le luci e rilassati.

3. Mangia all'interno di una finestra temporale di otto ore, per esempio tra le 11 e le 19.

4. Allena tutti i giorni la forza fisica.

5. Tre volte a settimana, fai mezz'ora di camminata veloce.

6. Dedica, ogni giorno, un quarto d'ora ad attività di rilassamento.

7. Mangia cibi vegetali di ogni tipo. Evita gli alimenti ultra-processati.

8. Al termine della doccia, esponiti per due o tre minuti al getto dell'acqua gelida.

9. Bevi alcol soltanto in occasioni speciali.

10. Trascorri trenta minuti al giorno in mezzo alla natura, preferibilmente durante le ore diurne.

I tuoi dieci cambiamenti

1. ____
2. ____
3. ____
4. ____
5. ____
6. ____
7. ____
8. ____
9. ____
10. ____

thepulsecure.com

La tua spedizione non deve per forza finire adesso! Qua e là, tra le pagine, ti sarai imbattuto nelle scoperte fisiologiche dei partecipanti al mio gruppo sperimentale, che hanno condiviso le proprie esperienze in una pagina Facebook e hanno imparato l'uno dall'altro durante i miei webinar. Quest'impresa si è rivelata un tale successo che, per proseguire il lavoro iniziato, ho creato un sito internet. Puoi registrarti con il tuo profilo, postare domande, condividere fotografie dell'andamento della variabilità della tua frequenza cardiaca e ricevere consigli dagli altri iscritti. Puoi anche partecipare a corsi online e webinar, che ti aiuteranno a sfruttare al meglio i monitor per spianare il tuo percorso verso il benessere.

Sfortunatamente, le persone che faticano a rimettere in equilibrio la propria fisiologia sono troppe perché il sistema sanitario possa guarirle tutte. Se ci impegniamo a imparare l'uno dall'altro, tale processo sarà molto più rapido. Non vediamo l'ora di accoglierti, tra i tanti partecipanti a questa spedizione, su www.thepulsecure.com.

Therese (42)

Controllare la variabilità della mia frequenza cardiaca è davvero insostituibile: è come avere un apparecchio acustico attaccato al corpo. Ora che sono in grado di avvertire i segnali del mio corpo, sono diventata molto più brava a prendermi cura di me stessa!

La strada da percorrere... La forza di seguire i tuoi sogni!

Adesso hai compreso come sfruttare l'intelligenza artificiale per migliorare il tuo benessere. In futuro, questi strumenti saranno sempre più numerosi ed efficienti. Proprio come i computer hanno contribuito a rendere più sicuri i voli e il controllo del traffico aereo, l'intelligenza artificiale ci aiuterà a migliorare la nostra salute ben più di quanto è in grado di fare oggi il sistema sanitario. Auspicabilmente, questo mutamento preverrà una tale quantità di malattie da permettere al tuo medico curante di farti da consulente e da life coach, visto che nel frattempo tu avrai acquisito il controllo del tuo benessere.

Spero che, servendoti di questo libro e dei rilevatori della frequenza cardiaca, tu abbia stabilito un miglior equilibrio energetico, che nella tua quotidianità tu abbia notato una sovrabbondanza di energia e che la stia adoperando per qualcosa di più significativo della mera sopravvivenza. Rispetto ai grandi cicli universali, il nostro soggiorno sulla Terra è relativamente breve e quindi tu e io dovremmo impegnarci per vivere nella maniera più avventurosa possibile. In fondo, le dodicimila generazioni di esseri umani venute prima della nostra non si potevamo nemmeno sognare le condizioni esistenziali e le opportunità di cui noi oggi disponiamo.

Quindi, per cosa vuoi impiegare il tuo surplus di energia? Quali sogni vuoi realizzare? Si tratta per caso di grandi imprese, che richiedono tempo e denaro? Riesci a ideare un piano per concretizzarle? Uno scopo senza un piano tende a rimanere un sogno. Hai un piccolo sogno che potresti realizzare già oggi? C'è qualcosa che potresti vedere, sentire o provare proprio in questo momento? La magia è ovunque attorno a noi, sempre... Per accorgercene, dobbiamo soltanto aprire gli occhi!

A mano a mano che il sapere si diffonde nella società e diventa più accessibile, purtroppo, aumentano le differenze tra chi sulla salute è particolarmente informato e chi invece lo è molto poco. Nella mia pratica medica, vedo già dei forti segnali in questa direzione. Le persone consapevoli sono più in forma e più sane che mai, ma chi trascura il proprio benessere ed è disinteressato ad approfondire questi argomenti tende a essere sempre più debole e malato. Non esitare a condividere con parenti e amici il tuo bagaglio di conoscenze su come migliorare salute e produttività attraverso un bilanciamento più oculato dello stress e l'impiego dei rilevatori della frequenza cardiaca. Incoraggiali ad affrontare il tuo stesso percorso. E se ti si presenta l'occasione di partire per un'avventura, portali con te!

Infine, vorrei ringraziarti per aver completato le fasi di questo libro. Hai superato l'esame della patente di guida fisiologica. Ma anche se ora, rispetto a prima, sei meglio equipaggiato per navigare in un universo spesso caotico come quello della fisiologia, ti resta ancora molta strada da fare per diventare davvero un pilota esperto. Sii paziente... L'unica via verso il successo è quella punteggiata di piccoli urti e graffi e in cui, di tanto in tanto, si scampa per un soffio a qualche incidente più grave. Non farti fermare dalle delusioni. I momenti di crisi saranno i tuoi insegnanti migliori.

Buona fortuna!

Grazie

Un grazie speciale alla mia famiglia che, anche quando mi comportavo più da robot che da essere umano e indossavo contemporaneamente fino a un massimo di otto rilevatori diversi, mi ha sopportato.

Grazie alla mia seconda famiglia, agli amici e ai conoscenti che hanno tollerato le mie domande incessanti, maleducate e a bruciapelo, sui valori della *Body Battery*.

Un sentito ringraziamento anche ai centonovantotto «piloti collaudatori», che hanno contribuito a questo libro con le proprie testimonianze e, mentre scrivevo, mi hanno fornito un riscontro sulle varie stesure.

Grazie anche a Audun Myskja, Sigrun Haaland, Anne Spurkland, Inge Lindseth, Annette Dragland, Jarle Holt, Lise Galaasen e Øivind Arneberg.

Podcast consigliati

Feel Better, Live More
The Diary of a Ceo
The Doctor's Kitchen Podcast
The Doctor's Farmacy
Huberman Lab
The Peter Attia Drive
The Resetter Podcast
The Rich Roll Podcast
Whoop Podcast

Se cerchi il mio nome sulla tua app di podcast, troverai subito le puntate in cui sono stato ospite. Saranno quasi tutte in norvegese, ma in futuro ce ne saranno sempre di più anche in inglese.

Puoi seguirmi qui:
Instagram: @the_pulse_cure
Facebook: dr.torkil
www.thepulsecure.com

Bibliografia

CERVELLO E SISTEMA NERVOSO

Bullmore, Edward: *La mente in fiamme: Un nuovo approccio alla depressione*. Bollati Boringhieri 2019

Kamath, Markad, et al.: *Heart Rate Variability Signal Analysis: Clinical Applications*. CRC Press 2012

Mayer, Emeran: *The Mind-Gut Connection: How the Hidden Conversation Within Our Bodies Impacts Our Mood, Our Choices, and Our Overall Health*. Harper Wave 2018

Palmer, Christopher: *Brain Energy: A Revolutionary Breakthrough in Understanding Mental Health—and Improving Treatment for Anxiety, Depression, OCD, PTSD, and More*. BenBella Books 2022

Sapolsky, Robert: *Behave: The Biology of Humans at Our Best and Worst*. Vintage 2018

Sapolsky, Robert: *Perché alle zebre non viene l'ulcera? La più istruttiva e divertente guida allo stress e alle malattie che produce. Con tutte le soluzioni per vincerlo*. Castelvecchi 2018

SISTEMA IMMUNITARIO

Macciochi, Jenna: *Immunity: The Science of Staying Well.* HarperNonFiction 2020

Macciochi, Jenna: *Your Blueprint for Strong Immunity: Personalise Your Diet and Lifestyle for Better Health*. Yellow Kite 2022

Mayer, Emeran: *The Gut-Immune Connection: How Understanding the Connection Between Food and Immunity Can Help Us Regain Our Health*. Harper 2021

STUDI SULL'EVOLUZIONE

Breuning, Loretta Graziano: *I, Mammal: How to Make Peace with the Animal Urge for Social Power*. Inner Mammal Institute 2011

Godfrey-Smith, Peter: *Metazoa: Gli animali e la nascita della mente*. Adelphi 2021

Hansen, Anders: *The Happiness Cure: Why You're Not Built for Constant Happiness, and How to Find a Way Through*. Vermilion 2023

Ilardi, Steve: *The Depression Cure: The Six-Step Programme to Beat Depression without Drugs*. Vermilion 2010

Natterson-Horowitz, Barbara and Bowers, Kathryn: *Zoobiquity: The Astonishing Connection Between Animal and Human Health*. Vintage 2013

Nesse, Randolph M.: *Buone ragioni per stare male: La nuova frontiera della psichiatria evoluzionistica*. Bollati Boringhieri 2020

Riddle, Tony: *Be More Human: How to Transform Your Lifestyle for Optimum Health, Happiness and Vitality*. Penguin Life 2022

Von Hippel, William: *The Social Leap: The New Evolutio-*

nary Science of Who We Are, Where We Come From, and What Makes Us Happy. Harper Wave 2018

PSICOLOGIA

Barrett, Lisa Feldman: *Come sono fatte le emozioni. La vita segreta del cervello*. Giunti 2023

Barrett, Lisa Feldman: *Sette lezioni e mezzo sul cervello*. Il Saggiatore 2021

Breuning, Loretta: *Tame Your Anxiety: Rewiring Your Brain for Happiness*. Rowman & Littlefield 2019

Hari, Johann: *La fine del buio. Ritrovare i legami con gli altri e con il mondo: un'ipotesi rivoluzionaria per uscire dalla depressione*. Ponte alle Grazie 2019

Joseph, Stephen: *What Doesn't Kill Us: A Guide to Overcoming Adversity and Moving Forward*. Piatkus 2013

Kashdan, Todd: *The Upside of Your Dark Side: Why Being Your Whole Self – Not Just Your "Good" Self – Drives Success and Fulfillment*. Plume Books 2015

Van der Kolk, Bessel: *Il corpo accusa il colpo. Mente, corpo e cervello nell'elaborazione delle memorie pragmatiche*. Raffaello Cortina Editore 2015

Seligman, Martin: *Fai fiorire la tua vita. Una nuova, rivoluzionaria visione della felicità e del benessere*. Anteprima Edizioni 2017

Seligman, Martin: *Imparare l'ottimismo. Come cambiare la vita cambiando il pensiero*. Giunti Psicologia 2013

Siegel, Daniel J.: *Mindsight: La nuova scienza della trasformazione personale*. Raffaello Cortina Editore 2010

SALUTE GENERALE

Attia, Peter: *Outlive: The Science and Art of Longevity*. Vermilion 2023

Blackburn, Elizabeth, Epel, Elissa: *La scienza che allunga la vita. La rivoluzione dei telomeri*. Mondadori 2020

Bryson, Bill: *Breve storia del corpo umano. Guida per occupanti*. Guanda 2019

Enders, Giulia: *L'intestino felice. I segreti dell'organo meno conosciuto del nostro corpo*. Sonzogno 2015

Furman, Richard: *Prescription for Life: Three Simple Strategies to Live Younger Longer.* Revell 2015

Gottfried, Sara: *La cura ormonale. Ritrovare l'equilibrio, il sonno, il desiderio sessuale e la vitalità in modo naturale con il protocollo Gottfried*. Tecniche Nuove 2017

Rediger, Jeff: *Cured: The Power of Our Immune System and the Mind-Body Connection*. Penguin Life 2021

PROSPETTIVE CRITICHE SUL SISTEMA SANITARIO

Abramson, John: *Sickening: How Big Pharma Broke American Health Care and How We Can Repair It*. Mariner Books 2022

Wootton, David: *Bad Medicine: Doctors Doing Harm Since Hippocrates*. Oxford University Press 2007

COMPETENZE PER LA VITA

Baumeister, Roy and Tierney, John: *Forza di volontà. Come sviluppare i muscoli del successo*. Tea 2012

Brown, Brené: *I doni dell'imperfezione: Abbandona chi credi di dover essere e abbraccia chi sei davvero. La tua guida a una vita incondizionata*. Ultra 2017

Brown, Stuart: Play: *Gioca! Come il gioco può formare la mente, aprire l'immaginazione e costruire la felicità*. Ultra 2013

Buettner, Dan: *Thrive: Finding Happiness the Blue Zones Way*. National Geographic Society 2011

Cain, Susan: *Quiet: Il potere degli introversi in un mondo che non sa smettere di parlare*. Bompiani 2017

Canfield, Jack: *I principi del successo: Come arrivare da dove sei a dove vuoi essere*. Gribaudi 2009

Carnegie, Dale: *Come vincere lo stress e cominciare a vivere*. Bompiani 2019

Carnegie, Dale: *Come trattare gli altri e farseli amici*. Bompiani 2022

Dispenza, Joe: *Cambia l'abitudine di essere te stesso: La fisica quantistica nella vita quotidiana*. My Life 2012

Dispenza, Joe: *Tu sei il placebo. Libera il potere della tua mente*. My Life 2023

Duckworth, Angela: *Grinta. Il potere della passione e della perseveranza*. Giunti Psychometrics 2017

Dweck, Carol S.: *Mindset: Come cambiare forma mentis per raggiungere il successo*. Franco Angeli 2023

Dyer, Wayne: *Niente scuse! Riconoscere gli ostacoli psicologici alla felicità e superarli per sempre*. Tea 2012

García, Héctor, Francesc Miralles: *Ikigai. I segreti della filosofia giapponese per una vita lunga e felice* Rizzoli 2019

Gray, Peter: *Lasciateli giocare*. Einaudi 2015

Greene, Robert: *Mastery*. Baldini+Castoldi 2023

Helmstetter, Shad: *What to Say When You Talk to Yourself*. Thorsons 1991

Holiday, Ryan: *La via dell'ostacolo. L'arte di trasformare le difficoltà in opportunità*. Sangiovanni's 2022

Joseph, Stephen: *Authentic: How to Be Yourself and Why It Matters*. Piatkus 2019

Koch, Richard: *Il Principio 80/20: Il segreto per ottenere di più con meno*. Franco Angeli 2022

Linden, David J.: *Unique: The New Science of Human Individuality*. Basic Books 2020

Loehr, Jim: *The Power of Full Engagement: Managing Ener-*

gy, Not Time, Is the Key to High Performance and Personal Renewal. Simon & Schuster 2005

McGonigal, Kelly: *La forza di volontà: Perché è importante e cosa puoi fare per migliorarla*. Giunti 2019

McGraw, Phillip C.: *Life Strategies: The No-Nonsense Approach to Turning Your Life Around*. Vermilion 2001

Rankin, Lissa: *Il potere di guarigione della paura. 6 passi per sviluppare il coraggio come medicina per il corpo, la mente e l'anima*. Macro Edizioni 2016

Ryan, M.J.: *How to Survive Change... You Didn't Ask For: Bounce Back, Find Calm in Chaos, and Reinvent Yourself*. Conari Press 2014

Ryan, M.J.: *The Power of Patience: How This Old-Fashioned Virtue Can Improve Your Life*. Conari Press 2021

Thaler, Richard and Sunstein, Cass: *Nudge: La spinta gentile: La nuova strategia per migliorare le nostre decisioni su denaro, salute e felicità*. Feltrinelli 2009

ABITUDINI

Carr, Allen: *È facile smettere di fumare se sai come farlo*. Ewi Editrice 2003

Clear, James: Atomic Habits: *Piccole abitudini per grandi cambiamenti*. De Agostini 2023

Covey, Stephen R.: *Le 7 regole per avere successo. The 7 Habit of Highly Effective People* Franco Angeli 2021

Duhigg, Charles: *Il potere delle abitudini: Come si formano, quanto ci condizionano, come cambiarle*. Tea 2014

SONNO

Foster, Russell: *L'arte di dormire bene: conosci il tuo orologio biologico per riposare meglio, lavorare meglio, sentirti meglio* Aboca 2023

Panda, Satchin: *La dieta circadiana: Dal maggior esperto mon-*

diale del digiuno intermittente, il metodo scientifico per perdere peso, stimolare il metabolismo, ricaricare l'energia Vallardi 2021

Strand, Clark: *Waking Up to the Dark: The Black Madonna's Gospel for an Age of Extinction and Collapse*. Monkfish Book Publishing 2022

Walker, Matthew: *Perché dormiamo. Poteri e segreti del sonno per una vita sana e felice*. Espress Edizioni 2019

DIETA E ALIMENTAZIONE

Bikman, Benjamin: *Why We Get Sick: The Hidden Epidemic at the Root of Most Chronic Disease – and How to Fight It*. BenBella Books 2021

Blaser, Martin: *Che fine hanno fatto i nostri microbi? Come l'abuso di antibiotici alimenta le malattie della nostra epoca*. Aboca 2019

Eenfeldt, Andreas: *Low Carb, High Fat Food Revolution: Advice and Recipes to Improve Your Health and Reduce Your Weight*. Skyhorse Publishing 2017

Fung, Jason: *Guida completa al digiuno intermittente*. Sangiovanni's 2019

Lustig, Robert: *Metabolical: The Truth About Processed Food and How it Poisons People and the Planet*. Yellow Kite 2021

Pelz, Mindy: *Il digiuno per le donne. Il metodo per resettare il tuo metabolismo, tornare in forma e ritrovare l'equilibrio ormonale*, Sperling & Kupfer 2024

Pollan, Michael: *Breviario di resistenza alimentare. 64 regole per mangiare bene*. Rizzoli 2011

Spector, Tim: *Presi per la gola. Perché quasi tutto quello che ci hanno insegnato sul cibo è sbagliato*. Bollati Boringhieri 2020

Yong, Ed: *Contengo moltitudini. I microbi dentro di noi e una visione più grande della vita*. La nave di Teseo 2019

Van Tulleken, Chris: *Cibi ultra processati. Come riconoscere ed evitare gli insospettabili nemici della nostra salute*. Vallardi 2024

MOTO ED ESERCIZIO FISICO

Arnot, Bob: *Flip the Youth Switch*. iBooks 2020

Hansen, Anders: *Muovi il corpo per potenziare il cervello. La nuova scienza del movimento per ridurre lo stress, rinforzare la memoria, allenare il Qi e rallentare l'invecchiamento cerebrale*. Vallardi 2022

Lieberman, Daniel: *Exercised: The Science of Physical Activity, Rest and Health*. Allen Lane 2020

McGonigal, Kelly: *La gioia di muoversi. Come l'esercizio fisico aiuta a trovare la felicità, la speranza e il coraggio*. Giunti Psychometrics 2021

Ratey, John R. and Hagerman, Eric: *Spark: How Exercise Will Improve the Performance of Your Brain*. Quercus 2010

STRESS

Chatterjee, Rangan: *The Stress Solution: The 4 Steps to a Calmer, Happier, Healthier You*. Penguin Life 2018

Epel, Elissa: *7 giorni per ridurre lo stress. Un programma concreto per mitigare gli effetti dell'ansia e prevenirne l'insorgenza*. Corbaccio 2024

Maté, Gabor: *Quando il corpo dice no. Il costo dello stress invisibile*. Il Leone Verde 2019

McGonigal, Kelly: *Il lato positivo dello stress. Perché lo stress fa bene e come sfruttarlo al meglio*. Giunti Psychometrics 2018

Selye, Hans: *Stress senza paura*. Rizzoli 1975

Selye, Hans: *The Stress of Life*. McGraw-Hill 1978

RIPOSO ATTIVO

Hammond, Claudia: *L'arte di riposare: Come trovare sollievo dal mondo contemporaneo*. Il Saggiatore 2020

Harper, Mark: *Chill – The Cold Water Swim Cure*. Chronicle Books 2022

Hof, Wim: *Il metodo del ghiaccio. Come attivare al massimo il tuo potenziale fisico e mentale*. Mondadori 2022

Holiday, Ryan: *La tranquillità è la chiave: La saggezza stoica per una vita piena*. Hoepli 2022

Kagge, Erling: *Il silenzio. Uno spazio dell'anima*. Einaudi 2017

Lagos, Leah: *Heart Breath Mind: Conquer Stress, Build Resilience, and Perform at Your Peak*. Harvest Publications 2021

Nestor, James: *L'arte di respirare*. Aboca 2021

Nichols, Wallace J.: *Blue Mind. Mente e acqua: Il legame nascosto tra l'acqua e la nostra mente*. Macro Edizioni 2016

Tolle, Eckhart: *Il potere di adesso. Una guida all'illuminazione spirituale*. My Life 2013

Williams, Florence: *La cura della natura. Perché la natura ci rende più sani, creativi e felici*. Piano B 2023

ALCOL

Turner, Sara and Rocca, Lucy: *The Sober Revolution: Women Calling Time on Wine O'Clock*. Accent Press 2015

STILE DI VITA

Buettner, Dan: *Lezioni di lunga vita. Le Zone Blu. I segreti delle popolazioni ultracentenarie*. White Star 2009

Chatterjee, Rangan: *The 4 Pillar Plan: How to Relax, Eat, Move and Sleep Your Way to a Longer, Healthier Life*. Penguin Life 2017

Rankin, Lissa: *La mente supera la medicina: La prova scientifica che si può guarire da soli*. Macro Edizioni 2014

Indice

Finito di stampare nel mese di settembre 2024
per conto di RCS MediaGroup S.p.A.,
da Rotolito S.p.A., Via Sondrio, 3, Pioltello (Milano)
Printed in Italy